ESSAI

SUR

L'INFLUENCE DE L'ALCOOLISME

DANS LE DÉVELOPPEMENT

DE

PLUSIEURS GROUPES D'AFFECTIONS CUTANÉES

PAR

Le Docteur RENAULT de St-Denis

Ancien interne des hôpitaux,
Membre de la Société anatomique.

<hr>

PARIS

IMPRIMERIE TYPOGRAPHIQUE FÉLIX MALTESTE ET Cie

RUE DES DEUX-PORTES-SAINT-SAUVEUR, 22.

1874

ESSAI

SUR

L'INFLUENCE DE L'ALCOOLISME

DANS LE DÉVELOPPEMENT

DE

PLUSIEURS GROUPES D'AFFECTIONS CUTANÉES

ESSAI

SUR

L'INFLUENCE DE L'ALCOOLISME

DANS LE DÉVELOPPEMENT

DE

PLUSIEURS GROUPES D'AFFECTIONS CUTANÉES

PAR

Le Docteur RENAULT de St-Denis

Ancien interne des hôpitaux,
Membre de la Société anatomique.

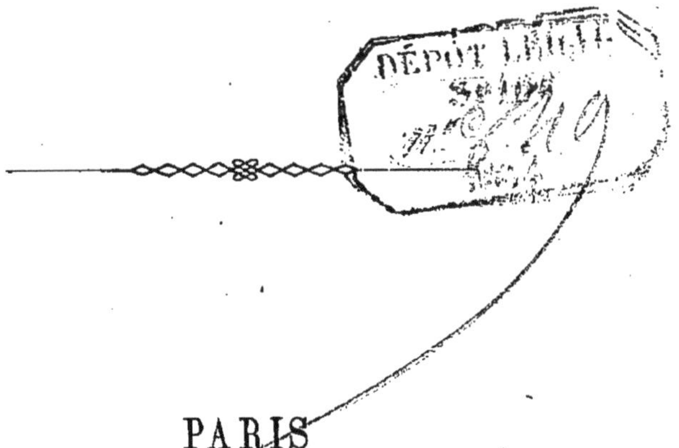

PARIS

IMPRIMERIE TYPOGRAPHIQUE FÉLIX MALTESTE ET Cⁱᵉ

RUE DES DEUX-PORTES-SAINT-SAUVEUR, 22.

—

1874

ESSAI

SUR

L'INFLUENCE DE L'ALCOOLISME

DANS LE DÉVELOPPEMENT

DE

PLUSIEURS GROUPES D'AFFECTIONS CUTANÉES

Depuis de longues années, l'alcoolisme est une question à l'ordre du jour. Les moralistes, les économistes et les médecins ont tour à tour élevé la voix et publié de consciencieux travaux, dans le but de restreindre les effets de ce fléau, qui a produit de si grands ravages en Europe. La quantité de livres écrits sur ce sujet est innombrable. Les accidents' dus à l'alcoolisme sont connus d'ailleurs depuis les temps les plus reculés, et il y a longtemps aussi qu'ils ont été scrupuleusement décrits.

Tous les auteurs ont divisé en deux séries les accidents produits par l'abus des alcools. Les uns, passagers, se rapportant à l'ivresse ou alcoolisme aigu ; les autres, beaucoup plus nombreux et variés, témoignent d'une intoxication profonde de l'organisme. Ces derniers ont été étudiés avec le plus grand soin, surtout à notre époque.

Autrefois, on ne connaissait de l'alcoolisme que ses effets extérieurs et immédiats, je veux parler de l'ivresse. Plus tard, on rattacha à leur véritable cause l'ensemble des symptômes qui indiquent que la maladie est passée à l'état chronique; mais les désordres profonds causés par l'abus des spiritueux sur les différents organes, et particulièrement sur les viscères, n'ont été réellement étudiés que depuis le commencement de ce siècle. Quantité d'ouvrages et de monographies excellentes ont été publiés sur ce point.

Nous ne nous proposons pas, dans ce travail, de faire le tableau anatomo-pathologique et symptomatique de l'état général de l'organisme, désigné sous le nom d'alcoolisme chronique. Nous aurions d'ailleurs mauvaise grâce à revenir sur des descriptions qui ont été admirablement tracées par des médecins d'un grand talent. Nous avons simplement l'intention d'envisager un point de la question, qui, jusqu'ici, ne semble pas avoir attiré spécialement l'attention des auteurs, à savoir : l'influence exercée sur le système tégumentaire externe par l'abus prolongé des boissons spiritueuses.

Nous avons parcouru les monographies les plus complètes et les plus récentes écrites sur l'alcoolisme, et nous n'avons absolument rien trouvé sur la question qui nous occupe. Les auteurs de dermatologie restent également muets. Ils décrivent, il est vrai, au nombre des affections dépendant directement de l'alcoolisme, l'acné rosée ; mais aucun ne parle de l'influence générale que doit avoir cet agent sur la marche des affections cutanées. Le docteur Lancereaux est le seul qui, dans son article : *Alcoolisme*, publié dans le *Dictionnaire des Sciences médicales*, ait effleuré la question.

Et, cependant, il semble absolument rationnel d'admettre que l'abus prolongé des boissons spiritueuses exerce une action déterminée sur le système tégumentaire. La peau est, comme on le sait, un des émonctoires les plus importants de l'économie, et nous verrons, en discutant les diverses théories qui ont été émises sur le mode d'élimination des alcools, que cette membrane entre pour une large part dans l'accomplissement de ces phénomènes. Or, tout le monde sait que, chez un nombre malheureusement trop considérable d'individus, les éléments constitutifs de la peau sont journellement impressionnés par cet agent destructeur. Il nous a donc paru intéressant de rechercher les conséquences d'un pareil état de choses.

Ayant eu la bonne fortune de passer notre dernière année d'internat à l'hôpital Saint-Louis, dans le service de M. le Dr Hillairet, nous avons cherché à mettre à profit de notre mieux les précieux matériaux qui étaient à notre disposition. Ne nous dissimulant pas les difficultés de l'entreprise, nous n'avons eu d'autre prétention que d'ébaucher une question qui nécessiterait, pour être élucidée complétement, non-seulement des connaissances fort étendues de pathologie générale, mais encore des notions anatomo-pathologiques sur les modifications éprouvées par les éléments constitutifs de la peau sous l'influence de l'alcoolisme, notions qui ne sont point encore acquises à la science.

Notre travail comprendra trois parties, et chacune d'elles sera divisée en plusieurs chapitres.

Nous étudierons dans la première l'action physiologique de l'alcool sur l'organisme, et son mode d'élimination particulièrement.

La seconde sera consacrée à l'étude des maladies de peau qui résultent directement de l'alcoolisme.

Enfin, dans la troisième, nous chercherons à faire connaître les modifications que subissent certaines affections cutanées dans leurs allures et leur évolution sous l'influence des boissons fermentées.

PREMIÈRE PARTIE

Rôle physiologique de l'Alcool sur l'organisme

Le mode d'évolution de l'alcool dans l'organisme
vivant n'est pas encore aujourd'hui nettement déterminé. En lisant avec attention les travaux des auteurs,
on reste frappé des dissidences nombreuses qui existent
entre eux. Ils ont cherché dans l'expérimentation la
solution du problème, et, ainsi que nous allons le voir,
les résultats qu'ils ont obtenus sont loin d'être d'accord. Pareille discordance ne doit pas surprendre,
lorsqu'on sait combien sont difficiles et délicates les
analyses organiques et, en même temps, combien il est
ardu de surprendre les transformations successives que
subissent, dans l'organisme, les substances qui y ont
pénétré.

L'action de ce liquide sur les divers organes est un
peu mieux connue. Grâce à l'expérimentation physiologique et clinique, on a pu constater les effets qui suivent l'ingestion des boissons spiritueuses, et saisir
l'action qu'elles exercent sur les grands systèmes de
l'économie.

Nous commencerons par exposer ces faits, nous

réservant d'étudier ensuite le mode d'évolution et les transformations que subit l'alcool dans l'organisme.

Nous avons emprunté un certain nombre des résultats que nous allons faire connaître à un travail publié par M. Marvaud, professeur agrégé au Val-de-Grâce, et intitulé : *Des Aliments d'épargne.*

L'alcool, dont la composition chimique est : $C^4H^6O^2$, constitue le principe essentiel des boissons dites alcooliques : vin, poiré, cidre, bière, etc.

Il porte des noms différents, suivant la nature du liquide dont on l'extrait par la distillation, et se consomme presque dans le monde entier.

Il est facilement inflammable et brûle en produisant une flamme blanche. Le résultat de la combustion est de l'eau et de l'acide carbonique.

Modes d'introduction dans l'organisme. — Le plus souvent l'alcool est absorbé en boisson par la muqueuse digestive.

Plus rarement, il pénètre dans l'organisme à l'état de vapeurs, et peut déterminer, soit l'ivresse : tels sont, par exemple, les cas d'ivresse après un séjour plus ou moins prolongé dans une cave ou un cellier ; soit, à la longue, les symptômes de l'alcoolisme chronique. On trouve dans la thèse de Racle un cas de ce genre, cité par Mesnet, et qui devait être attribué à l'exposition continuelle aux émanations de vapeurs spiritueuses.

Les exemples d'absorption par la peau, par le derme mis à nu ou par une séreuse, sont très-rares. Cependant, on a vu l'ivresse à la suite de l'application de compresses imbibées d'eau-de-vie sur les téguments, surtout sur une plaie ; à la suite de l'injection d'une solution alcoolique dans la cavité péritonéale. (Racle.)

Quelle est maintenant l'action de l'alcool sur les différents appareils ou organes ?

I. *Action sur le tube digestif.* — Dans l'estomac, l'alcool dilué produit une chaleur douce et stimule les forces digestives. (Gubler.)

Il augmente la sécrétion du suc gastrique et coagule le mucus et l'albumine.

S'il est concentré, au contraire, il produit une irritation plus ou moins vivé de la muqueuse stomacale.

Contrairement aux opinions de Leuret et Lassaigne, une faible partie de l'alcool ingéré se transforme en acide acétique. (Ludger Lallemand, Perrin et Duroy.)

Il passe rapidement dans l'intestin grêle, et là les expériences de Magendie et de Ségalas ont prouvé qu'il était absorbé par les veines et non par les chylifères. Il pénétrerait dans le sang de la veine-porte sans altérer sensiblement sa composition.

L'alcool existe dans le sang à l'état de liberté. On a pu, en effet, l'en retirer par la distillation. (Magendie, Bouchardat, Sandras, L. Lallemand, Perrin et Duroy.)

Les effets qu'il produit sur ce liquide peuvent être divisés en physiques, chimiques et physiologiques.

a. Effets physiques. — L'alcool détermine la coagulation du sang avec d'autant plus de rapidité que sa concentration est plus grande. (Royer-Collard.)

On pensait autrefois qu'il donnait à la totalité du sang une coloration noirâtre. L. Lallemand, Perrin et Duroy ont démontré que le sang artériel conserve sa coloration vermeille jusque dans les plus fines artérioles.

b. Effets chimiques. — L'alcool exerce sur les globules sanguins une sorte d'action catalytique, d'où il résulte une diminution dans l'acide carbonique exhalé. (Perrin.)

c. *Effets physiologiques*. — L'alcool fixe en quelque sorte l'oxygène sur les globules. Cette union intime altère les fonctions des globules sanguins qui portent ce gaz dans l'intimité des tissus, et a pour résultat de soustraire ces mêmes tissus à l'action destructive de l'oxygène. (Bœcker, Jung.)

D'après un certain nombre d'auteurs, la conséquence de cette avidité de l'alcool pour l'oxygène serait un obstacle à l'artérialisation du sang, et il y aurait alors une véritable asphyxie aiguë ou chronique, consistant en une diminution du nombre des globules et une coloration noirâtre du sang artériel. Le caillot du sang veineux serait également moins épais.

II. *Action sur le système nerveux*.—L'alcool s'accumule dans les centres nerveux, ainsi que l'ont prouvé les expériences de L. Lallemand, Perrin et Duroy, et y séjourne pendant un certain temps.

Il exerce sur ces centres une double action.

Il modifie d'abord la circulation cérébrale. En effet, au début de l'ingestion des boissons alcooliques, il se produit une hyperémie du cerveau qui est remplacée plus tard par l'anémie.

Il exerce, en second lieu, une action directe sur les éléments nerveux. Cet effet est purement dynamique. D'après Lallemand et Perrin, elle consiste dans une impression moléculaire de contact, par l'intermédiaire du sang, comparable à celle qu'exercent sur les éléments anatomiques les principes médicamenteux et toxiques.

L'action de l'alcool sur le système nerveux a été étudiée chez les animaux et chez l'homme. Chez les premiers, les troubles de l'appareil locomoteur prédominent, tandis que, chez l'homme, l'attention est surtout attirée par le dérangement des facultés intellectuelles.

L. Lallemand, Perrin, Duroy, Bernard admettent que l'alcool agit sur les centres nerveux, à la façon des anesthésiques. Il semble, d'ailleurs, envahir successivement les différents étages de l'axe cérébro-spinal.

Il manifeste son action : 1° Sur le cerveau et le cervelet par des troubles de l'intelligence, de la sensibilité et du mouvement. Quand on empêche l'alcool, par un moyen quelconque, d'arriver à l'encéphale, l'ivresse est impossible. (Cl. Bernard.)

2° Sur la moelle épinière (Flourens, Longet, Cl. Bernard), par des troubles de la sensibilité et du mouvement. Les faisceaux postérieurs sont atteints avant les antérieurs; en d'autres termes, la perte de la sensibilité précède celle de la motilité, et l'action de l'alcool semble se faire sentir en remontant de la queue de cheval vers le bulbe. En effet, dans les expériences sur les animaux, les membres postérieurs sont frappés de paralysie avant les antérieurs. (Lallemand, Perrin et Duroy.)

3° Sur le bulbe, qui n'est frappé qu'après la moelle épinière. (Flourens, Longet.) Quand l'intoxication est très-profonde, après la disparition du principe de sensibilité et de mouvement, la respiration et la circulation se troublent, et quelquefois la mort arrive par l'arrêt de ces fonctions indispensables à la vie.

III. *Action sur la respiration.* — Au début, sous l'influence d'une dose modérée de liqueurs alcooliques, la respiration augmente de fréquence. On a compté jusqu'à 60 inspirations par minute, ainsi que l'ont prouvé les expériences de Lallemand, Perrin et Duroy. Quand la dose est très-forte, la respiration, qui était ample et facile, se ralentit considérablement, et le nombre des inspirations peut descendre à 5 par minute.

IV. *Action sur la circulation.* — Les phénomènes circulatoires subissent, de la part de l'alcool, les mêmes influences que les phénomènes respiratoires. Au début, si la dose est modérée, on remarque une accélération notable du pouls. Il devient large, bondissant, et on l'a vu dépasser, chez les animaux, 200 pulsations par minute. Il se ralentit, au contraire, considérablement, quand l'intoxication est forte, et les pulsations deviennent petites et irrégulières.

Cette augmentation dans l'activité circulatoire se manifeste, chez l'homme, par la congestion de toute la partie supérieure du corps. Parker et Cyprian Wollowicz, de Londres, expérimentant sur un soldat, ont observé une turgescence considérable de la face, des oreilles et du cou. Ils ont même noté un léger gonflement de la face, quand ils augmentaient la quantité d'alcool. En pareil cas, le sujet en expérience ressentait lui-même, sur la face et au niveau du tronc, une élévation de température, et il avait la tête lourde, absolument comme si les vaisseaux intrà-crâniens eussent subi une dilatation.

M. Pupier, dans ses expériences sur les animaux, a prouvé également que l'ingestion des boissons spiri-tueuses provoquait chez les coqs une turgescence énorme de la crête et des parties qui avoisinent le bec.

V. *Action sur la température animale.* — La plupart

des auteurs sont aujourd'hui d'accord sur ce fait, à savoir : que l'alcool abaisse la température animale.

Dès 1848, Duméril et Demarquay avaient conclu, de recherches nombreuses faites sur des oiseaux et des chiens, que l'alcool diminue la température du corps et n'agit pas en conséquence comme un véritable aliment respiratoire.

Les phénomènes observés sont identiques à ceux qui surviennent après la section du grand sympathique ; tandis que la température périphérique s'élève, la chaleur interne tombe de plusieurs degrés.

Ed. Smith en Angleterre, et Perrin en France, ont obtenu les mêmes résultats.

Récemment, Cuny Bouvier et Binz (*Archiv. für physiologic*, 1869), Marvaud, ont répété les expériences de leurs devanciers et sont arrivés aux mêmes conclusions.

D'après Bouvier, l'abaissement de la température résulterait de l'arrêt direct de l'oxydation qui s'opère dans les sucs et les tissus de l'organisme.

Les expériences de Harley sont venues prêter un sérieux appui à la valeur de cette explication.

Nous croyons donc que l'on peut considérer aujourd'hui comme un fait acquis l'abaissement de la température animale après l'ingestion des boissons spiritueuses.

Mode d'évolution de l'alcool dans l'organisme et élimination de ce produit.

Nous venons de voir l'effet produit par l'alcool sur les principaux systèmes de l'organisme. Reste maintenant à déterminer les métamorphoses que subit ce liquide dans l'économie et les voies principales, par lesquelles il s'élimine.

Autrefois on croyait généralement que l'alcool, une fois introduit dans l'organisme, y séjournait pendant un certain temps, après quoi il subissait la combustion et était transformé, en dernière analyse, en acide carbonique et en eau. Cette opinion avait reçu une grande autorité des travaux de Liebig et des expériences de Bouchardat et Sandras.

Cependant, empressons-nous de le dire, elle n'expliquait pas les phénomènes d'une façon satisfaisante. Ainsi l'acide carbonique qui, d'après la théorie, devrait augmenter dans l'air expiré à la suite de l'ingestion des boissons alcooliques, diminue au contraire notablement pendant les premières heures.

Ducheck crut donner la raison de ce fait en insistant sur la transformation préalable de l'alcool en aldéhyde ; ce qui expliquerait l'augmentation de la vapeur d'eau et la diminution de l'acide carbonique dans les produits de l'expiration après l'ingestion des boissons spiritueuses. Voici, d'après cet auteur, ce qui aurait lieu : l'oxygène de l'air, se fixant d'abord sur l'hydrogène de l'alcool, le transformerait en aldéhyde. Comme ce corps est très-combustible, il s'emparerait à son tour avec énergie de l'oxygène, et augmenterait, aux dépens de l'acide carbonique, la quantité de vapeur d'eau expirée.

Tel était l'état de la science sur ce point, lorsque parut le mémoire de Ludger Lallemand, Perrin et Duroy. Ces auteurs, se basant sur un grand nombre d'expériences et d'analyses faites sur les animaux, ont renversé complétement la théorie de Liebig, Bouchardat et Sandras, et celle de Ducheck.

Voici les principales conclusions de leur travail :

1° L'alcool n'est ni détruit ni transformé dans l'organisme ;

2° Il se concentre surtout dans le foie et dans le poumon ;

3° Il s'élimine par les poumons, la peau et les reins.

De là l'explication de certaines altérations fonctionnelles et organiques, atteignant particulièrement le cerveau, le foie, les reins et la peau.

Il n'est pas surprenant, en effet, que ces organes, imprégnés à la longue par l'agent toxique, qui frappe toujours au même endroit, acquièrent une susceptibilité morbide toute spéciale et subissent plus tard une atteinte profonde.

Ainsi, d'après les auteurs que nous venons de citer, l'alcool n'étant oxydé en aucune façon dans l'organisme, serait éliminé tel qu'il a été ingéré.

Toutefois, les conclusions de Lallemand, Perrin et Duroy ont été combattues depuis par d'autres expérimentateurs.

M. Baudot a publié, dans *l'Union médicale* de 1863 et 1864, une série de recherches et d'expériences qui l'ont mené à des résultats opposés.

Il objecte à MM. L. Lallemand, Perrin et Duroy qu'ils ne retrouvent dans leurs expériences qu'une faible quantité de l'alcool ingéré, soit les 3/25 de son poids, et que, par conséquent, la plus grande partie de ce liquide doit être détruite dans l'organisme. Il ajoute :
« L'alcool est une substance ternaire, analogue aux graisses, à la fécule et aux sucres. Il est donc permis de penser qu'il doit être détruit et transformé dans

l'organisme, comme ces divers corps, par le travail intime de la nutrition. »

Toutefois, M. Baudot ignore par quels intermédiaires passe ce liquide, avant d'arriver aux termes ultimes, éliminés par les sécrétions.

Nous trouvons, dans le *Mouvement médical* de 1867, un travail du docteur Schulinus, publié d'abord dans le journal l'*Igea* du professeur Mantegazza. L'auteur y est arrivé également à des conclusions opposées à celles de MM. L. Lallemand, Perrin et Duroy. Il a fait ses expériences sur des chiens et des chevaux qu'il bourrait d'alcool à l'aide de la sonde œsophagienne. Nous résumons brièvement les résultats qu'il a obtenus :

1° La distribution de l'alcool dans l'organisme est uniforme, contrairement aux assertions de MM. L. Lallemand, Perrin et Duroy. Ces auteurs, en effet, prétendent qu'on le retrouve dans le foie, le cerveau et le sang, et à peine dans les autres organes.

2° Le sang renferme proportionnellement plus d'alcool que les autres organes.

3° La plus grande partie de l'alcool est détruite dans l'organisme.

4° La quantité d'alcool non altérée, susceptible d'être expulsée par les reins, les poumons et la peau, est très-minime par rapport à la quantité absorbée.

M. Châtenier, dans des recherches faites au laboratoire de pharmacie à l'asile Sainte-Anne, et consignées dans le *Mouvement médical* de 1868, a retrouvé l'alcool surtout dans le cerveau et le foie. Mais il prétend que, contrairement aux assertions de Bouchardat, ce liquide n'est pas oxydé dans l'économie.

Nous voyons donc qu'il existe aujourd'hui les opinions les plus contradictoires sur le mode d'évolution de l'alcool dans l'organisme. Est-il réellement transformé, ou sort-il de l'économie tel qu'il a été ingéré? Telle est encore la question. Etant absolument impuissant pour la résoudre, nous avons dû nous borner à faire connaître les conclusions diverses des travaux les plus importants publiés sur ce sujet.

Reste une dernière question à examiner. Quel est le rôle de l'alcool sur la nutrition ?

L'ensemble des théories précédentes mène à deux conclusions opposées. Suivant les uns, l'alcool est un aliment respiratoire ; suivant les autres, il s'oppose à la dénutrition. Analysons successivement les faits favorables à l'une ou à l'autre de ces opinions. Après ce travail, il nous sera peut-être permis de conclure.

Et d'abord, l'alcool est-il ou non un aliment respiratoire ?

Certes, avant le travail de L. Lallemand, Perrin et Duroy, personne n'avait de doute sur ce point. Liebig, Bouchardat et Sandras, Longet, avaient étayé cette opinion de leur grande autorité. L. Lallemand et Perrin, se basant, ainsi que nous l'avons vu, sur leurs expériences, ont contesté à l'alcool le rôle d'aliment. Ils ont prétendu que ce liquide, s'accumulant principalement dans le cerveau, exerçait son influence sur les forces nerveuses, et qu'il devait être considéré simplement comme un régulateur de la nutrition.

Si l'alcool est véritablement un aliment respiratoire, il doit remplir deux conditions :

1° Augmenter la quantité d'acide carbonique expiré;

2° Élever la chaleur organique.

Voyons si les faits répondent à ces deux conditions.

Tous les expérimentateurs, depuis Prout jusqu'à Maurice Perrin, ont démontré que les proportions normales d'acide carbonique exhalé diminuent d'une façon constante dans les premières heures qui suivent l'ingestion des boissons alcooliques. Voici donc un premier fait opposé à la théorie qui considère l'alcool comme un aliment respiratoire.

D'une autre part, nous avons prouvé un peu plus haut que l'alcool diminuait sensiblement la température, d'après les travaux de Duméril et Demarquay, Perrin, Cuny-Bouvier et Marvaud..

Nous ne pouvons donc, dans la nutrition, lui attribuer le rôle d'aliment respiratoire.

Il nous faut maintenant examiner si l'alcool est un aliment antidésassimilateur.

Nous avons prouvé déjà que l'alcool est un anticalorifique. Quelle est maintenant son action sur la composition des urines ? L'éclaircissement de cette question nous mettra en bonne voie pour arriver à la solution du problème.

D'après les expériences d'Hammond, les spiritueux entraînent une diminution de l'urée et des sels fixes.

Maurice Perrin est arrivé à des résultats opposés, puisqu'il a avancé que la quantité d'urée éliminée dans les vingt-quatre heures, loin de diminuer, augmentait au contraire de 1/5 sous l'influence des boissons alcooliques.

Mais M. Marvaud a repris ces expériences et, de même que Bœcker et Hammond, il a constaté une diminution notable de l'urée et des sels fixes.

On sait, en outre, que la goutte se produit souvent chez les individus qui ont fait abus des boissons spiritueuses, preuve nouvelle que l'alcoolisme tend à augmenter dans le sang la quantité des urates.

Si l'on en croit le docteur Gigot-Suard, il faudrait attribuer à la rétention préalable de l'acide urique dans le sang et à son élimination consécutive par la peau, la tendance que présentent les alcooliques à la production et à la persistance d'un certain nombre d'éruptions. Cet auteur a, en effet, administré à des carnivores, à des chiens surtout, une certaine dose d'acide urique, et il a produit au bout d'une ou plusieurs semaines des éruptions boutonneuses, squameuses, vésiculeuses, pustuleuses. (*De l'Herpétisme.* — Gigot-Suard.)

Les animaux qui ont été indemnes de toute éruption, ont été tourmentés par des démangeaisons très-vives.

L'expérience n'a pas réussi chez les herbivores : lapins, moutons.

Le docteur Gigot-Suard a même retrouvé l'acide urique dans les produits pathologiques de la peau, lors même que l'expérience de Garrod par le fil ne prouvait pas une surcharge du sang par cet acide, et il en a conclu naturellement que la peau est une des principales voies qui servent à l'élimination de l'acide urique.

Nous savons enfin que, dans l'alcoolisme chronique, il y a une surcharge graisseuse des organes, et que l'abus des spiritueux aboutit à l'engraissement ou à la stéatose.

Depuis longtemps, les travaux de Boussingault et de Dumas ont établi la transformation de l'alcool en divers acides gras, et ont déterminé par suite l'influence de l'alcool sur l'engraissement des animaux.

M. Bouchardat pense que l'alcool détourne à son profit l'oxygène d   ang.   sait que ce gaz provoque la combustion des aliments gras, tenus en réserve dans l'économie. Il est donc naturel d'admettre que l'ingestion d'un liquide, qui absorbe une grande proportion d'oxygène, ralentisse singulièrement la combustion des aliments gras.

Lallemand, Perrin et Duroy, qui refusent à l'alcool le rôle d'aliment respiratoire, ont expliqué par l'oisiveté et la bonne chair l'embonpoint que l'on remarque chez les buveurs.

Il est toutefois aujourd'hui démontré que l'ingestion d'une forte dose d'alcool fait naître dans le sang une multitude de gouttelettes graisseuses. Cet état, qui a reçu le nom de piarrhémie, peut expliquer le développement des éléments graisseux qui apparaissent à la longue dans la plupart des organes, ainsi qu'on l'observe surtout dans le foie, les reins, le tissu musculaire du cœur, etc.

Ces faits ont été d'ailleurs contrôlés par l'expérimentation. Magnus Huss et Dahlstrom ont donné pendant huit mois, à trois chiens, 180 gr. d'eau-de-vie de pommes de terre à 4°, et ils ont constaté à l'autopsie une infiltration graisseuse des principaux viscères.

La stéatose a été également observée chez les animaux qui, sous l'influence du régime alcoolique, avaient perdu complétement l'appétit et s'étaient soumis à une abstinence presque absolue. Ce résultat est en opposition formelle avec les faits allégués par L. Lallemand, Perrin et Duroy.

Reste à expliquer l'influence de l'alcool sur le développement de la graisse.

Il résulterait des recherches modernes de chimie biologique qu'une certaine quantité de l'alcool ingéré, jouissant d'une propriété analogue à celle de l'amidon et du sucre, peut se transformer directement en graisse. Mais on peut supposer aussi que la présence de l'alcool dans l'organisme facilite, par son action physiologique, la dégénérescence graisseuse des organes.

M. Marvaud pense que ce liquide, agissant dans l'économie, ainsi que cela a été prouvé, à titre d'anti-dénutritif, enraye les fonctions vitales. Or, quand les éléments organiques sont soumis pendant longtemps à cette sorte d'arrêt dans leur fonctionnement, ils subissent des altérations profondes, et la plus commune de ces altérations est, sans contredit, la dégénérescence graisseuse. Celle-ci est, en effet, le terme habituel des transformations que subissent les éléments physiologiques, dont la vitalité est compromise, ou des éléments morbides, qui sont en voie de régression.

Il en résulterait, d'après M. Marvaud, que l'obésité, consécutive à l'abus des boissons spiritueuses, serait due pour ainsi dire à l'action antivitale de l'alcool.

En terminant cet exposé des principaux travaux publiés sur les fonctions physiologiques de l'alcool, nous nous croyons en droit de poser les conclusions suivantes :

1° La question de savoir si l'alcool est détruit ou transformé dans l'organisme, ou rendu tel qu'il a été ingéré, n'est point encore résolue aujourd'hui. Toutefois, d'après un travail qui a une grande autorité (*Mémoire* de L. Lallemand, Perrin, Duroy), il serait exhalé en nature par certains organes, et, notons bien ce fait, la peau serait une des voies principales de son élimination ;

2° A faible dose, il produit **une** excitation générale

du système nerveux ; à forte dose, il en amène la dépression ;

3° Il n'est point un aliment respiratoire, car il diminue la quantité d'acide carbonique exhalé, ainsi que la température ;

4° En raison de sa qualité d'aliment antidésassimilateur, il conduit à l'engraissement ou à la stéatose.

DEUXIÈME PARTIE

Description des maladies de peau qui dérivent de l'alcoolisme

---

CHAPITRE I

Acné érythémateuse ou Couperose.

La couperose est une affection érythémateuse, à marche chronique. Elle est caractérisée essentiellement par la dilatation des vaisseaux capillaires de la peau. Plus tard, elle peut se compliquer de pustules et d'indurations circonscrites.

D'après cette définition, elle diffère essentiellement par son siége des autres variétés d'acné.

Symptômes. — La maladie débute par des rougeurs qui occupent une place limitée et siégent sur les joues, le nez, le front et le menton. Quelquefois elles s'étendent à tout le visage et même aux oreilles. Leur distribution des deux côtés de la face est à peu près symétrique.

Elles disparaissent sous la pression du doigt, et se dessinent surtout sous l'influence et l'excitation produite par l'abus des liqueurs alcooliques. Dès que l'excitation a disparu, elles reviennent à leur état primitif.

Plus tard, à la suite d'excitations répétées, qui laissent une empreinte de plus en plus profonde, les taches rouges deviennent permanentes. Elles acquièrent une coloration plus foncée ; la rougeur n'est plus uniforme, elle devient ponctuée. Les parties rouges sont unies, luisantes ; quelquefois elles présentent une légère desquamation.

A titre de symptômes subjectifs et concomitants, notons une sensation de chaleur très-incommode au visage, augmentant surtout lorsque le sang se porte plus fortement à la tête. Il s'y joint même quelquefois des bourdonnements d'oreilles, de la pesanteur de tête et des étourdissements, que l'on peut rapporter à une congestion cérébrale concomitante.

Plus tard, lorsque la maladie a fait des progrès, les veinules deviennent apparentes et se dessinent sous forme de points arrondis ou de petites lignes droites ou fluxueuses, puis la peau s'indure et s'hypertrophie dans son épaisseur. L'irritation s'étendant progressivement aux follicules sébacés, ceux-ci s'enflamment et proéminent, en revêtant l'aspect de pustules rouges, acuminées et purulentes au sommet. Leur durée est éphémère, mais bientôt elles sont remplacées par d'autres pustules semblables.

Lorsque la couperose est arrivée à son degré extrême, elle détermine des intumescences sur divers points de la face. Le nez, d'un rouge vineux et violacé, augmente de volume et se hérisse de tubercules durs et rugueux ; les téguments des joues et du front peuvent être envahis par des engorgements partiels. L'harmonie des traits, se trouvant alors détruite, la face prend un aspect difforme et repoussant.

Marche. Terminaison. — En résumé, la couperose débute par des plaques rouges, paraissant sous l'influence de la congestion céphalique, déterminée par les excès alcooliques et disparaissant assez promptement. Plus tard, la rougeur devient permanente, et la face se recouvre d'une sorte de bourgeonnement.

La durée de cette affection est extrêmement longue. Nous ne savons même si l'on peut espérer une guérison définitive, d'autant plus que les ivrognes, loin de renoncer à leur funeste passion, aggravent leur état par des excès que le temps ne fait qu'augmenter.

Diagnostic. — Il nous paraît inutile d'établir le diagnostic entre la couperose et les autres affections de peau. Le siége presque exclusif au visage, la coloration d'un rouge vif, l'absence de sécrétion, et la sensation de chaleur sans démangeaison, ne laissent aucun doute dans l'esprit.

Le point délicat est de reconnaître la couperose alcoolique des autres variétés de couperose arthritique ou scrofuleuse.

Pour établir cette distinction, on ne peut véritablement se baser sur les caractères objectifs, qui sont à peu près toujours les mêmes. Toutefois, en raison de la fréquence relative de la couperose alcoolique, lorsqu'on se trouve en présence d'un individu atteint d'une acné rosée, on doit d'abord songer à l'alcoolisme et rechercher avec soin les habitudes du malade et ses antécédents morbides. Ainsi, si l'on est frappé par l'injection et l'état brillant des yeux, l'odeur alcoolique de l'haleine ; si, de plus, on apprend que le malade est tourmenté par des hallucinations ou atteint par intervalle d'accès de *delirium tremens*, on aura de solides raisons pour croire que la couperose est de nature alcoolique. L'absence dans les antécédents et dans l'état actuel de manifestations pouvant être rattachées à une cause interne, ne fera que corroborer le diagnostic. Si, au contraire, la lésion apparaît chez un individu sobre, ayant présenté antérieurement des manifestations de nature arthritique ou scrofuleuse, il est absolument rationnel d'admettre que la couperose est constitutionnelle.

Etiologie. — L'étiologie de la couperose alcoolique résulte de sa définition même. Il est important toutefois de noter l'influence d'une prédisposition que rien ne peut expliquer.

Ainsi, si l'on tient compte de la quantité énorme d'individus qui se livrent aux excès de boissons, on remarquera que le nombre de ceux atteints de couperose est en définitive très-restreint. Nous avons pu cette année en acquérir la conviction par nous-même à l'hôpital Saint-Louis. Nous avons scrupuleusement noté chez tous nos malades les antécédents, au point de vue de l'alcoolisme. Les aveux, nous regrettons de le dire, ont été très-nombreux, et cependant nous n'avons remarqué jusqu'ici que trois couperoses que l'on pût nettement rattacher à cette cause pathologique. Le premier de ces malades était atteint en outre d'une gale pustuleuse; le deuxième, d'un psoriasis généralisé; le troisième, d'un eczéma recouvrant surtout les mains et les avant-bras.

MM. les docteurs Magnan et Bouchereau, que nous avons eu l'honneur de voir récemment, nous ont déclaré de leur côté qu'ils avaient rarement rencontré la couperose chez le grand nombre d'alcooliques soumis à leur examen. Il y a donc une prédisposition spéciale, indépendante de tout vice héréditaire, qui fait que certains individus sont atteints dès leur jeunesse de cette affection, tandis que d'autres conservent, au milieu de leurs excès, un visage qui ne trahit en rien leurs funestes penchants.

Anatomie et physiologie pathologique. — Dans la couperose alcoolique, on trouve une dilatation considérable des capillaires du visage. Cette injection vasculaire explique l'apparition des taches rouges, d'abord isolées, puis de la coloration rouge violacée uniforme de la face. Les veinosités, que l'on observe surtout sur les ailes du nez, sont dues au degré le plus élevé de la dilatation.

Les tubercules rosés, qui appartiennent à une période avancée de la maladie, tiennent à une injection et à un épaississement des glandes sébacées. L'induration tuberculeuse concomitante envahit non-seulement ces glandes, mais encore le derme avoisinant et le tissu cellulaire sous-jacent. Toutes ces parties sont rouges, injectées, épaissies, ainsi qu'on a pu le constater sur des individus morts accidentellement. Quant à la pustule acnéique, qui dans bon nombre de cas recouvre la plaque indurée, elle est due à une accumulation de pus dans le canal excréteur de la glande.

Traitement. — La guérison de la couperose alcoolique dépend davantage de l'hygiène suivie par le malade que de la thérapeutique employée par le médecin. Malheureusement elle ne guérit presque jamais, parce que le malade n'a pas le courage de renoncer à ses habitudes vicieuses. Le médecin cependant, ne pouvant paraître désarmé, doit essayer les modificateurs qui lui semblent le plus énergiques, tels que les lotions d'eau très-chaudes, les lotions sulfuro-camphrées, l'huile de cade, la teinture d'iode ou les pommades mercurielles.

CHAPITRE II

Erythème pellagreux.

Avant de décrire cette affection, nous devons exposer les raisons qui nous ont déterminé à la faire rentrer dans le cadre de celles dont l'alcoolisme est la cause directe. Il importe donc de nous arrêter un instant sur l'étiologie de la pellagre, et de faire connaître les opinions diverses qui ont été émises sur les causes de cette maladie.

D'après MM. Balardini, Th. Roussel et Costallat, la pellagre serait uniquement causée par une altération particulière du maïs, produite par le développement d'un parasite fongoïde, le verdet ou verderame, qui apparaît après la récolte dans le sillon oblong du grain, sous la forme d'un amas de poussière verdâtre. Il agirait sur l'économie à la manière de l'ergot de seigle dans l'ergotisme gangréneux. Il faut remarquer, en effet, que la pellagre n'existe à l'état endémique que dans les pays où l'on fait usage du maïs, et le mal s'est accru en raison de l'importance directe prise par cette céréale dans l'alimentation. En présence de ces faits, il est donc bien naturel de rattacher la pellagre à cette altération toute spéciale du maïs.

Cependant les idées de Balardini et de son école ont rencontré de nombreux adversaires que l'on peut ranger en deux catégories.

Les uns ont pensé que la cause intime de la pellagre,

complétement inconnue dans sa nature, réside dans l'organisme lui-même, et que les influences extérieures, telles que la misère, les privations, la radiation solaire, ne font que provoquer l'éveil de la diathèse.

M. Landouzy, dans un ouvrage publié il y a peu d'années, s'est constitué le principal défenseur de cette opinion et, se basant sur un grand nombre de cas de pellagres développées en dehors de l'usage du maïs, il a avancé les propositions suivantes :

1° Le maïs n'est point la cause spécifique de la pellagre ;

2° Il agit comme simple cause prédisposante au même titre que la misère, les privations, l'usage d'une alimentation malsaine ou insuffisante ;

3° La cause intime de cette maladie nous reste complétement inconnue.

D'autres observateurs, n'admettant point de cause intime ou spécifique, attribuent simplement la pellagre à un concours de causes débilitantes, telles que la misère, les excès de travail, l'habitation dans des lieux insalubres, et enfin l'alcoolisme.

Déjà, dès l'année 1841, le docteur Nobili Santo avait noté l'influence des boissons alcooliques et n'avait pas hésité à rattacher la pellagre à cette cause.

M. Leudet, de Rouen, dans un mémoire lu à la Société de biologie, en 1867, et publié dans la *Gazette médicale*, est arrivé aux mêmes conclusions. Il résulte des observations publiées par cet auteur que :

1° Les alcooliques sont atteints d'un ensemble de symptômes ressemblant à la pellagre ;

2° Cette pseudo-pellagre se présente avec les symptômes qui constituent la triade pellagreuse : érythème cutané, troubles intestinaux, accidents nerveux ;

3° L'existence antérieure de dérangements du système nerveux semble être la condition nécessaire à la production de ces accidents ;

4° Cette pseudo-pellagre se produit quelquefois à une époque bien antérieure à la cachexie ;

5° Elle est susceptible de présenter pendant plusieurs années successives des recrudescences vernales ;

6° Elle peut se terminer par des affections de la moelle ou des accidents intercurrents, tels que convulsions, tubercules pulmonaires.

M. le professeur Hardy partage la même opinion.

En présence d'assertions aussi nettes et des travaux que nous avons cités antérieurement, nous croirions être incomplet en ne nous arrêtant pas sur cette affection.

La pellagre est une maladie caractérisée par trois ordres de symptômes : 1° accidents cutanés ; 2° digestifs ; 3° nerveux.

En raison du sujet que nous traitons, les premiers seuls attireront notre attention. Ils constituent d'abord le symptôme le plus saillant et le plus caractéristique de la maladie, et paraissent souvent aussi avant les autres accidents.

Symptômes. — L'érythème pellagreux consiste essentiellement en une coloration rosée ou rouge intense, accompagnée d'une desquamation épidermique, dont l'aspect se modifie suivant l'âge et le degré de la lésion.

Cette éruption, ainsi que nous l'avons déjà fait remarquer, est souvent le premier signe de la maladie, mais elle peut être précédée de troubles du côté du système digestif ou d'accidents nerveux.

Elle naît sous l'influence de la radiation solaire, et au début on aperçoit, particulièrement sur les parties découvertes du corps : face, cou, mains, pieds, une coloration rosée ou rouge intense, analogue à celle de l'érysipèle ou de l'érythème solaire ; cet état n'est que transitoire, et bientôt apparaît la desquamation.

La peau, qui était lisse et brillante, devient terne, se ride. En même temps elle se recouvre de petites squames qui se détachent lentement et tombent sous forme d'écailles furfuracées. Cette exfoliation peut durer pendant des semaines et des mois, sans autres lésions cutanées. Mais le plus souvent le corps papillaire et le derme lui-même s'altèrent à la longue. Les surfaces malades prennent une teinte livide et brunâtre; la peau s'amincit graduellement et tend à se parcheminer ; les parties sous-jacentes, telles que les tendons extenseurs des doigts, se dessinent alors avec une grande netteté. Plus tard, lorsque la lésion a fait de grands progrès, on peut rencontrer des croûtes noirâtres, des fissures profondes, des vésicules et des phlyctènes sur les surfaces malades.

Marche. — Durée. — Terminaison. — La marche de cet exanthème est essentiellement périodique. Il paraît ordinairement vers l'équinoxe du printemps, dure pendant cette saison et jusque vers le milieu de l'été. Il s'efface vers les mois d'août et de septembre. Ces alternatives se reproduisent habituellement pendant plusieurs années de suite. Mais chaque récidive laisse sur la peau une empreinte de plus en plus profonde. A la fin, l'érythème devient persistant et ne subit plus que d'une manière insensible l'influence des saisons.

Diagnostic. — Dans la pellagre, le diagnostic de l'affection cutanée a une grande importance. Nous savons, en effet, que cet érythème est caractéristique de la maladie. Les accidents digestifs et nerveux n'ont rien de spécial, si ce n'est peut-être leur périodicité; la lésion cutanée, au contraire, envisagée au point de vue du diagnostic, a non-seulement des caractères qui lui sont propres, mais encore elle laisse sur la peau des traces d'une nature particulière, telles que l'état parcheminé, les fissures, les crevasses.

Quelles sont donc les principales affections de peau avec lesquelles on pourrait confondre l'érythème pellagreux ?

Nous trouvons d'abord l'érythème acrodynique.

Au premier abord, l'acrodynie présente de grandes analogies avec la pellagre. En effet, elle a été également attribuée à une altération particulière de la farine du froment. Elle se caractérise par trois ordres de symptômes, portant, comme ceux de la pellagre, sur les systèmes cutané, digestif et nerveux... Comme dans la pellagre, les accidents sont périodiques ; ils apparaissent surtout au printemps et disparaissent en hiver.

Mais si l'on compare la lésion cutanée dans l'une et l'autre maladie, il existe une notable différence, portant sur le siége de l'érythème. Dans la pellagre, il occupe la face dorsale des mains et des pieds ; dans l'acrodynie, au contraire, la lésion se manifeste sur les faces palmaire et plantaire; quelquefois elle s'étend à la totalité du corps.

1° *Ergotisme.* — La forme, qui pourrait en imposer, est celle qui a reçu le nom de gangréneuse.

Mais on remarque d'abord des accidents du côté du système nerveux, tandis que, dans la pellagre, le plus souvent, la lésion cutanée est la première en date. Dans l'ergotisme, les parties qui doivent être frappées de mortification, telles que les mains et surtout les pieds, sont le siége de douleurs vives, profondes, qui s'exaspèrent par la chaleur et pendant la nuit. Dans certains cas, le malade éprouve une sensation de froid que rien ne peut modérer. Le plus souvent, les parties atteintes prennent une teinte violacée ou rougeâtre, qui envahit d'abord les orteils ; des phlyctènes se développent en même temps que surgit un gonflement plus ou moins œdémateux. Le pouls s'accélère et se concentre. Bientôt les parties cessent d'être douloureuses, elles sont alors frappées d'une mortification présentant tantôt les caractères de la gangrène sèche, tantôt ceux de la gangrène humide.

D'après la description que nous en avons donnée, l'érythème pellagreux n'offre rien de semblable. On ne rencontre ni le même état local, ni les mêmes phénomènes généraux.

2° *Herpès tonsurant.* — Il ne peut être pris pour l'érythème pellagreux que s'il siége à la face dorsale des mains. Mais, dans ce cas, on rencontre le plus souvent dans la barbe une affection semblable ; d'ailleurs, s'il y avait la moindre hésitation, le microscope la ferait disparaître en montrant le champignon qui caractérise la maladie.

3° *Erythème solaire.* — C'est une lésion fugace, qui

ne dépasse jamais deux septénaires, et qui d'ailleurs n'est accompagnée d'aucun symptôme.

4° *Eczéma.* — Le doute ne pourrait être possible que s'il est chronique ou invétéré. En questionnant le malade, on apprendra qu'il y a eu du suintement au début. Souvent une poussée nouvelle de vésicules révèle la nature de la lésion. Notons aussi que la squame de l'eczéma est beaucoup plus épaisse et plus large que celle de l'érythème pellagreux.

Traitement. — Il faut d'abord éviter autant que possible les rayons du soleil ; ce contact joue, en effet, un grand rôle dans la production de l'érythème pellagreux.

Quand la lésion cutanée existe, on prescrit les bains généraux alcalins et sulfureux, les douches, les frictions. On usera enfin de tous les moyens qui peuvent activer les fonctions de la peau, et lui donner la force de résister à la cause morbifique.

CHAPITRE III
Ulcères du Gin.

Il existe une dernière affection qu'un certain nombre d'auteurs ont rattachée à l'abus des boissons spiritueuses, je veux parler des ulcères de la peau, appelés par les Anglais ulcères du Gin, engendrés par l'abus de l'eau-de-vie de genièvre.

Cette maladie est inconnue en France. Nous ne croyons donc pas utile de la décrire, d'autant plus que les auteurs ne sont pas d'accord sur sa cause réelle. Les uns l'attribuent exclusivement à l'alcoolisme. Les autres, au contraire, croient que la misère et la malpropreté en sont les causes véritables et uniques.

En présence de cette incertitude, et étant nous-même dans l'impossibilité d'apporter des faits en faveur de telle ou telle opinion, nous nous bornons à mentionner cette maladie à titre de mémoire.

TROISIÈME PARTIE

Influence de l'alcoolisme sur plusieurs groupes d'affections cutanées.

Les affections de peau, que l'on observe le plus communément à l'hôpital Saint-Louis, appartiennent à cinq groupes différents : les syphilides, les scrofulides, les affections dartreuses, parasitaires, et enfin les éruptions printanières.

En prenant avec soin les observations de tous nos entrants, nous avons pu reconnaître que les excès alcooliques exercent une influence déterminée sur un certain nombre d'affections appartenant, soit aux syphilides, soit aux affections dartreuses ou aux éruptions printanières.

Nous nous proposons, en conséquence, de diviser en trois chapitres les remarques qui vont suivre. Le premier sera consacré à l'étude de l'influence des excès alcooliques sur la production des affections printanières.

CHAPITRE I.

Influence des excès alcooliques sur les éruptions printanières.

Dans les affections dites printanières, nous comprenons les éruptions provoquées directement par la chaleur : telles que la roséole, la miliaire sudorale, le lichen tropicus, et celles que les auteurs rangent parmi les pseudo-exanthèmes ; urticaire, pityriasis rubra aigu, variétés d'herpès.

Nous avons eu l'occasion d'observer récemment l'influence que les excès alcooliques exercent sur quelques-unes de ces éruptions.

Dans les observations que nous allons rapporter, un excès alcoolique récent, et non point l'état constitué par l'alcoolisme chronique, semble avoir été l'agent principal de l'éruption. Nous n'avons pas la prétention de soutenir que l'ivresse soit là cause unique de la maladie. Nous voulons simplement prouver que la disposition morbide, créée par les premières chaleurs, est singuliè - rement augmentée par cet agent.

Il ne s'est présenté cette année-ci, à notre observation, qu'un petit nombre d'affections printanières. Nous omettons volontairement celles que nous avons vues à la consultation. Là, les renseignements qui nous ont été fournis sont beaucoup trop incomplets pour en tirer une conclusion quelconque. Mais quatre malades, porteurs d'éruptions de ce genre, sont entrés dans le service de M. le docteur Hillairet et ont pu être interrogés avec soin. L'un était atteint d'urticaire ; l'autre de miliaire ; le troisième d'herpès iris, et le quatrième d'hydroa bulleux.

Chez les deux derniers, il nous a été très-facile de retrouver le lien qui existait entre l'éruption et un excès alcoolique récent ; les deux autres nous ont déclaré qu'ils n'abusaient jamais des spiritueux, et ils ont repoussé énergiquement la participation de cette cause dans la production de leur maladie.

Nous rapporterons donc seulement les deux observations qui ont trait à notre sujet; dans la dernière surtout, l'influence de l'alcoolisme nous paraît tellement incontestable, qu'elle supplée à elle seule à l'insuffisance numérique des faits que nous possédons.

OBSERVATION I.

Herpès Iris.

M. M..., âgé de 44 ans, cordonnier, entré le 27 mai, salle Saint-Louis, n° 74.

Antécédents morbides. — Pas de signes de scrofule dans l'enfance.

Santé bonne jusqu'en 1849.

A cette époque, pneumonie et bronchite aiguë, qui se renouvelle pendant plusieurs années consécutives.

Pas d'affection vénérienne.

Alimentation. — Habitat. — Nourriture toujours suffisante.

Le malade boit en moyenne 1 litre 1/2 de vin par jour; le dimanche, il a l'habitude de faire des excès de boissons.

L'éruption dont il est atteint a paru dès le lendemain de libations plus copieuses qu'à l'ordinaire.

État à l'entrée. — Le corps est recouvert de taches, composées chacune de cercles concentriques et de diverses couleurs. L'éruption est surtout confluente sur les mains et les avant-bras.

Traitement. — Tisane de houblon, bains amidonnés.

Le malade sort guéri le 2 juin.

OBSERVATION II.

Hydroa bulleux.

S. T..., 36 ans, serrurier en voitures, entré le 17 juin, salle Saint-Louis, n° 7.

Antécédents héréditaires. — Père et mère morts de bonne heure ; un frère foncièrement scrofuleux.

Antécédents morbides. — Gourmes dans la tête et glandes au cou pendant la première enfance.

Rougeole à l'âge de 11 ans.

Santé prospère jusqu'à 26 ans.

A cette époque, chancre infectant. Le malade est soigné dans le service de M. Devergie; il prend 40 pilules mercurielles environ.

A 33 ans, pendant la guerre, rhumatisme assez rebelle, occupant l'articulation scapulo-humérale.

Le malade a eu 5 enfants, tous sont morts de maladies différentes.

Alimentation. — Habitat. — Nourriture toujours suffisante et habitation salubre.

1 litre de vin par jour, en moyenne, mais très-souvent, surtout le dimanche et le lundi, 2 et même 3.

Ce malade a d'ailleurs tous les matins la pituite, depuis le commencement de l'année 1873.

Etat à l'entrée. — Larges plaques d'hydroa sur les bras, les mains, le devant des genoux. Voici la vingtième fois, dans l'espace de 7 ans, que le malade est atteint de cette éruption. Elle succède *presque toujours* à un excès alcoolique.

En mettant à profit les quelques notions que nous possédons aujourd'hui sur l'anatomie pathologique de la peau, peut-on se rendre aisément compte de l'influence d'excès alcooliques récents sur la production des éruptions, dites printanières ?

D'après le docteur Gustave Simon (*Anat. path. des maladies de peau*), toutes, sans exception, se rangent parmi les maladies caractérisées par la congestion ou la phlegmasie du tégument externe. Or, nous avons vu, en exposant la physiologie de l'alcool sur l'organisme, qu'un des caractères de cet agent est de congestionner vivement la peau, et particulièremont celle de la partie supérieure du corps. La couperose alcoolique n'est pas due à autre chose qu'à une dilatation permanente des capillaires du nez et de la face. De la congestion à l'inflammation, il n'y a qu'un pas. Il est donc facile de comprendre comment des excès alcooliques peuvent produire soit un *pityriasis rubra* aigu, soit une miliaire sudorale.

Le docteur Magnan nous disait, il y a quelques jours, qu'il avait souvent observé la miliaire sur des malades amenés à l'asile Sainte-Anne pour un accès de *delirium tremens*. Chez ces malheureux, en effet, la peau est toujours extrêmement injectée et leur corps est recouvert d'une sueur abondante.

En résumé, l'alcool congestionnant normalement la peau, doit prédisposer à des éruptions, caractérisées par l'irritation congestive et phlegmasique de celle-ci.

CHAPITRE II

Influence de l'alcoolisme sur les syphilides tertiaires.

Il serait, selon nous, d'une importance capitale de déterminer l'influence que peut avoir l'abus des spiritueux sur la marche de la syphilis.

En effet, parmi les causes destructives les plus puissantes de l'humanité, personne ne contestera que l'abus des liqueurs fermentées, d'une part, la syphilis, de l'autre, ne tiennent le premier rang. La syphilis, si elle n'est enrayée dans sa marche, soit par la résistance du sujet, soit par un traitement rationnel, aboutit à des lésions profondes qui peuvent amener des déformations irrémédiables, quelquefois même une cachexie, dont la mort est le résultat ultime.

Les désordres causés par l'alcoolisme sont plus funestes encore. Grâce, en effet, aux moyens thérapeutiques dont on dispose aujourd'hui, et à la notion plus exacte de la marche de la maladie, il est très-rare que la syphilis se termine d'une manière fatale; elle peut faire à la santé des brèches difficiles à réparer, mais encore peut-on fonder de grandes espérances sur le traitement.

Dans l'alcoolisme, il n'en est plus ainsi. Les dégénérescences profondes, incurables, ne se manifestent, il est vrai, que tardivement. Il y a pendant de longues années des phénomènes prémonitoires. Mais si le malade n'en tient compte et s'il persévère dans ses habitudes

vicieuses, l'alcoolisme parcourt ses diverses périodes.
Lorsqu'il a atteint la dernière, le médecin appelé peut
constater le mal, mais là se borne sa science, et pour la
guérison il reste désarmé. Nous savons, en effet, que
l'alcoolisme aboutit à la dégénérescence graisseuse et à
la sclérose des organes les plus importants de l'organisme. La sclérose du foie est une des terminaisons
habituelles et fatales de l'alcoolisme chronique.

Or il est incontestable qu'une maladie, qui provoque
dans l'organisme un état de misère physiologique aussi
avancé, doit aggraver singulièrement les effets du virus
syphylitique. En effet, un des premiers résultats de la
syphilis est d'amener une anémie profonde, qui souvent
attire l'attention du médecin, même avant l'apparition
des accidents secondaires, de telle sorte que dans les
cas dont nous parlons, deux causes de débilitation
s'ajoutent l'une à l'autre pour produire leurs funestes
effets.

Que faut-il donc prescrire à un malade qui vient
d'être atteint de syphilis? Une hygiène irréprochable et
l'éloignement de toute cause qui pourrait augmenter
l'état de débilitation dans lequel l'introduction du virus
a plongé l'organisme. Il faut, par tous les moyens
possibles, relever l'économie, tonifier le malade, augmenter, en un mot, chez lui, la force de résistance.
Si le médecin se borne à prescrire le traitement
habituel par les mercuriaux (nos malades sont là pour
prouver que le mercure, quand on veut qu'il soit effi-
cace, doit être énergiquement secondé par l'hygiène),
s'il néglige ces recommandations qui, au premier abord,
semblent accessoires, le mal continuera sa marche; des
parties superficielles, il envahira les profondes, et il ne

s'arrêtera qu'après avoir parcouru ses trois ou quatre périodes.

Or, ainsi que l'a fait remarquer très-judicieusement M. Fournier dans ses cliniques de l'hôpital de Lourcine, il n'y a de grave dans la syphilis, à part quelques exceptions près, que les accidents tertiaires et *à fortiori* les quaternaires. Il faut donc chercher à les éviter à tout prix.

D'une autre part, voici comment M. Diday s'exprime dans son *Histoire naturelle de la Syphilis*, sur les véritables agents du tertiarisme : « Le véritable agent du tertiarisme est le degré variable de résistance de l'organisme, affaibli par l'âge, les dyscrasies, la privation d'air pur, de nourriture, de sommeil, des écarts de régime, et enfin l'abus des liqueurs alcooliques. »

Il cite à cet égard l'exemple d'un mari et de sa femme qui avaient contracté la syphilis presque en même temps. Chez eux, la syphilis semblait avoir la même intensité. La femme se débarrassa assez promptement, quoi qu'elle fût d'un tempérament plus lymphatique que son mari. Celui-ci, au contraire, commerçant et obligé de voyager pour ses affaires, absorbait journellement des liqueurs de toutes sortes ; aussi le mal se perpétua-t-il sous forme de poussées successives et rebelles.

Si nous nous en rapportons aux observations de syphilides, recueillies cette année dans le service, nous arrivons exactement aux mêmes conclusions que M. Diday.

Nous avons noté, dans le service des hommes, 14 cas de syphilides tertiaires bien accusées : sur ces 14 malades, 12 étaient atteints de syphilides ulcéreuses, la plupart circonscrites, quelques-unes généralisées.

Tous ces malades, sauf 1, s'étaient livrés pendant de longues années à des excès de boissons réitérés.

Celui qui fait exception est un Suédois, porteur d'une syphilide ulcéreuse au coude droit et d'un fongus testiculaire, probablement de même nature. Nous disons probablement, car ce malade a tous les attributs de la diathèse scrofuleuse, et il en a eu dans l'enfance les diverses manifestations, de telle sorte qu'il pourrait être maintenant en proie à la diathèse tuberculeuse, bien que l'on ne constate présentement, chez lui, aucun signe de phthisie pulmonaire.

Nous avons relevé également, dans la salle des femmes, le nombre de syphilides tertiaires traitées depuis le commencement de l'année. Il y en a 11, parmi lesquelles 6 de nature ulcéreuse. Aucune de ces femmes n'avait abusé des spiritueux.

Ainsi qu'on peut le remarquer, la proportion est moins forte chez les femmes que chez les hommes. En outre, 4 de ces malades étaient profondément détériorées par la scrofule, la misère et les privations ; les 2 autres étaient fortement lymphatiques.

Nous avons recherché aussi, chez les hommes, les antécédents au point de vue de la scrofule. Car on aurait pu nous objecter que la fréquence du caractère ulcéreux de leurs syphilides était due à cette cause. Quelques-uns, il est vrai, ont présenté dans leur jeunesse des signes légers de cette diathèse ; mais leur santé s'est rapidement affermie, et presque tous ceux que nous avons vus avaient les allures d'une robuste constitution.

En résumé, nous espérons prouver dans les observations suivantes, que nous exposerons brièvement, les trois propositions que voici :

1° L'alcoolisme est une des causes les plus puissantes des manifestations syphilitiques tertiaires de la peau ;

2° Ces accidents se développent en dépit d'un traitement mercuriel antérieur ;

3° Les syphilides, qui paraissent dans ces conditions, revêtent principalement la forme ulcéreuse.

OBSERVATION I.

Syphilide ulcéreuse du voile palatin. — Hémiplégie droite.

E. P..., âgé de 35 ans, brossier, entré le 21 janvier, salle Saint-Louis, n° 18.

Antécédents morbides. — Santé convenable jusqu'à l'âge de 20 ans.

A cette époque, blennorrhagie ; peu de temps après, plaques muqueuses sur la verge et le scrotum; roséole, alopécie.

Entré au Midi dans le service du docteur Puche, le malade prend pendant 20 jours l'émulsion rouge.

Il sort non guéri; mais les accidents disparaissent peu après sa sortie.

En 1859, à l'âge de 22 ans, il rentre à Saint-Louis pour un ulcère de la lèvre supérieure que M. le professeur Hardy prend pour un chancre infectant : récit du malade.

Peu de temps après, il eut encore sur le corps quelques taches qui furent éphémères.

Depuis, ce malade a été constamment tourmenté par des douleurs dans les jambes avec exacerbation nocturne.

A 33 ans 1/2, à la suite de libations énormes avec des amis, douleur dans l'arrière-gorge. Le lendemain, la perforation du voile était accomplie.

Il y avait fort longtemps d'ailleurs que ce malade se livrait à des excès de boissons. Depuis il a été plus sobre.

Embarras de la parole pour la première fois, il y a 6 mois. Le malade revient dans le service de M. Hardy. Il y prend du sirop de Gibert pendant 17 jours, et sort parlant bien.

Il est revenu, il y a 2 mois 1/2, à Saint-Louis, dans le service de M. Vidal, pour une hémiplégie incomplète du côté droit. 4 gr. d'iodure de potassium par jour; guérison en 2 mois.

Repris brusquement des mêmes accidents 15 jours après, il entre dans le service de M. Hillairet.

État à l'entrée. — Déviation de la bouche; embarras de la parole; hémiplégie complète du côté droit.

Large perforatiou du voile palatin; contour cicatrisé. Notons que cette perforation s'est accomplie très-rapidement à la suite de libations encore plus copieuses que de coutume.

OBSERVATION II.

Gomme ulcérée de la partie interne de la clavicule droite.

K. F..., âgé de 27 ans, polisseur sur métaux, entré le 4 février salle Saint-Louis, n° 67.

Antécédents morbides. — Pas de signes de scrofule dans le premier âge. Scarlatine à 16 ans; érysipèle de la face peu de temps après.

A 21 ans, chancre infectant du médius droit. 5 semaines plus tard, apparition d'accidents secondaires.

Le malade entre à Saint-Louis, service de M. Bazin. Il prend des pilules pendant 5 semaines et sort, en apparence, complétement guéri.

Pendant 5 ans, angines plusieurs fois répétées, dont quelques-unes surviennent après un excès de boissons.

Alimentation, habitat. — Nourriture convenable et alimentation salubre.

2 litres de vin par jour, en moyenne; le samedi, bien davantage.

État à l'entrée. — Ulcération de la grandeur de deux pièces de 5 francs, à la partie interne de la clavicule droite.

Cette ulcération, qui date de 15 jours, a été précédée d'une tumeur que le malade a vue surgir le lendemain d'un jour où il avait commis un excès de boissons.

OBSERVATION III.

Syphilis pustulo-ulcéreuse et gommes ulcérées du front, du cuir chevelu et du scrotum.

L. F..., 35 ans, porteur aux halles, entré le 11 mars, salle Saint-Louis, n° 60.

Antécédents morbides. — Quelques gourmes dans la tête vers l'âge de 10 ans; depuis, santé parfaite.

A 28 ans, chancre infectant, suivi, à courte échéance, de croûtes dans la tête. Le malade prend 12 à 15 pilules mercurielles.

31 ans. Apparition de taches papuleuses sur le corps et de plaques aux parties.

Depuis, ces lésions ont constamment persisté, en présentant des alternatives d'aggravation et d'amélioration.

Alimentation, habitat. — Convenables.

Grands excès de boissons, depuis 7 ou 8 ans. — En moyenne, 4 litres de vin par jour, accompagnés de plusieurs petits verres d'eau-de-vie.

Coloration particulière du nez, en rapport avec les habitudes du malade.

Etat à l'entrée. — Syphilide pustulo-ulcéreuse recouvrant la moitié droite du front. Sur la fesse, plaque de syphilide pustulo-crustacée, occupant une étendue égale à deux fois la paume de la main.

Traitement. — Emplâtre de Vigo sur l'ulcération du front; une cuillerée à bouche de sirop de Gibert.

Depuis son entrée, et malgré le traitement, formation de tumeurs gommeuses sur le cuir chevelu et le scrotum. Ces gommes s'ulcèrent rapidement; aujourd'hui, 8 août, l'ulcération n'est point encore complétement cicatrisée.

OBSERVATION IV.

Rupia syphilitique.

B. C..., 63 ans, journalier, entré le 18 mars, salle Saint-Louis, n° 6.

Antécédents héréditaires. — Le père et la mère avaient une santé très-robuste; le père est mort du choléra, la mère à 82 ans, la sœur à 58 ans, de débauches.

Antécédents morbides. — Gourmes dans la tête pendant la première enfance.

Rougeole et variole vers l'âge de 7 ans.

Scarlatine à 14 ans 1/2.

Depuis, ce malade n'a été atteint que d'affections vénériennes.

12 blennorrhagies ou plutôt la même qui n'a jamais été guérie ; 3 fois des chancres simples.

A 27 ans, chancre infectant, pour lequel le malade croit avoir pris 50 pilules de proto-iodure. Le chancre a été suivi d'angines qui se sont répétées.

Notons encore quelques douleurs dans les membres, survenant particulièrement aux changements de température.

Nourriture. Habitation. — Le malade s'est nourri souvent d'une manière insuffisante ; depuis 4 ans, il habite un logement humide. Grands excès de boissons, ainsi que le prouve d'ailleurs une acné rosacée, qu'il porte depuis 12 ans; 4 litres de vin par jour, absinthe, eau-de-vie.

Etat actuel. — Large plaque de rupia syphilitique ulcéré au devant de la jambe droite; autres plaques au pourtour des malléoles.

OBSERVATION V.

Syphilide ulcéreuse généralisée.

M. L..., 30 ans, bitumier, entré le 15 avril, salle Saint-Louis, n° 5.

Antécédents héréditaires. — Le père et la mère vivent encore et sont bien portants. Il a perdu 5 frères et sœurs en bas âge ; mais il lui reste encore 3 frères, dont la santé est parfaite.

Antécédents morbides. — Pas de signes de scrofule dans l'enfance. Rougeole, fièvre typhoïde un peu plus tard. Depuis, aucune maladie jusqu'à 18 ans.

A cet âge, chancre induré, traité et guéri à l'hôpital du Midi, par le docteur Cusco. Peu de temps après, angine et plaques muqueuses dans la bouche. Le malade boit pendant deux mois la liqueur de Van Swieten et sort guéri.

A 28 ans, nouvelle ulcération sur le gland : mi-septembre 1871. Le docteur de Saint-Germain, à l'hôpital du Midi, diagnostique un chancre induré, et prescrit la liqueur de Van Swieten. Le malade sort au bout de 18 jours et continue au dehors la liqueur pendant 1 mois 1/2.

Dès sa sortie, apparition sur les bras de plaques croûteuses, suivies d'ulcérations, qui gagnent rapidement en étendue.

Depuis cette époque, le malade a été obligé d'entrer trois fois à l'hôpital, de décembre 1871 en juillet 1872, à cause de nouvelles plaques ulcéreuses qui se succèdent sur les divers points du corps. La cicatrisation est à peine achevée ici que l'ulcération paraît ailleurs.

Chaque fois le malade suit un traitement énergique, tantôt par le sirop de Gibert, tantôt par l'iodure de potassium.

En juillet 1872, les ulcérations se compliquent de tubercules de la langue.

Nouvelle poussée qui oblige le malade à rentrer à Saint-Louis. Premiers jours d'avril 1873.

Alimentation. Habitat. — Nourriture toujours suffisante et logement salubre. Constitution en apparence très-vigoureuse. Grands excès de boissons, 2 litres en moyenne par jour, souvent 3, 4 litres ; eau-de-vie.

Etat à l'entrée. — Syphilide ulcéreuse sur les lèvres. Langue couverte de tubercules et de crevasses profondes.

Ulcères et cicatrices d'ulcères multiples sur divers points du corps.

OBSERVATION VI.

Syphilide pustulo-ulcéreuse.

P. L..., 29 ans, plombier-zingueur, entré le 13 mai, salle Saint-Louis, n° 10.

Antécédents héréditaires. — La mère vit encore ; le père est mort à 63 ans, de vomissements de sang.

Antécédents morbides. — Quelques gourmes dans la tête pendant l'enfance.

Un peu d'otorrhée à droite vers l'âge de 8 ans.

Fièvre typhoïde et scarlatine de 14 à 15 ans.

A 21 ans, blennorrhagie, suivie d'angine et de syphilide papuleuse. Le malade entre au Midi dans le service de M. Verneuil et y prend pendant 2 mois le sirop de Gibert. Il sort guéri.

6 mois après, poussée de syphilide ulcéreuse. Depuis, les ulcérations ont 3 fois disparu et reparu ; elles ont occupé les divers points du corps. Le malade a pris successivement le sirop de Gibert, l'iodure de potassium, les bains de Baréges.

Il est entré le 13 mai dans le service de M. Hillairet, pour une nouvelle poussée d'ulcérations syphilitiques, siégeant sur le cuir chevelu, les tempes, la lèvre supérieure, les épaules.

Alimentation. Logement. — Convenables. Grands excès de boissons, 4 litres en moyenne par jour, vin blanc dans la journée. Absinthe.

OBSERVATION VII.

Syphilide pustulo-crustacée. — Syphilide ulcéreuse de la cuisse droite.

B. L..., 36 ans, cordonnier, entré le 3 juin, salle Saint-Louis, n° 71.

Antécédents morbides. — Gourmes dans la tête pendant la première enfance.

A 20 ans, fièvre intermittente, qui dure pendant 2 ans.

A 24 ans, blennorrhagie, 6 mois de durée.

Il y a huit mois, chancre infectant, survenu 5 semaines après le coït. Le malade prend 200 pilules de proto-iodure.

1 mois après l'apparition du chancre, angine, alopécie, plaques rouges sur la peau, céphalée.

Nourriture. Habitat. — Alimentation toujours suffisante ; logement un peu humide.

Le malade est buveur ; 1 litre 1/2 à 2 litres de vin par jour, vin blanc le matin à jeun, liqueurs dans la journée. Très-souvent libations plus copieuses. Tremblement léger.

Etat actuel. — Syphilide pustulo-crustacée sur le cuir chevelu, la face, le thorax, le creux du jarret.

Il y a peu de jours, et malgré le traitement, apparition d'une vaste ulcération circulaire sur la cuisse droite.

OBSERVATION VIII.

Gommes ulcérées sur le cuir chevelu, la face, le haut de la poitrine. — Exostoses multiples.

L. J. B..., 37 ans, confiseur, entré le 17 juin, salle Saint-Louis, n° 8.

Antécédents morbides. — Gourmes à la tête pendant la première enfance.

Maux d'yeux à 7 ou 8 ans.

A 17 ans, chancres volants 48 heures après le coït, et blennorrhagie. Traitement par la méthode Raspail et guérison rapide.

Santé parfaite jusqu'à 35 ans 1/2. A cette époque, apparition de tumeurs gommeuses sur le cuir chevelu, la face, le haut de la poitrine.

Alimentation. Habitat. — Nourriture toujours suffisante. Habitation salubre, si ce n'est pendant les trois années qui ont précédé la guerre. A cette époque le malade habitait un logement humide.

Grands excès de boissons de 18 à 35 ans, 2 litres de vin en moyenne par jour, souvent 3. Depuis les derniers accidents, le malade est plus sobre.

État à l'entrée. — Plaques ulcérées sur les divers points où nous avons indiqué plus haut l'existence des tumeurs gommeuses. Le malade entre à Saint-Louis, parce que les plaies ne se cicatrisent pas.

OBSERVATION IX.

Syphilide ulcéreuse de la paupière supérieure droite.

L. J..., 43 ans, commis-libraire, entré le 24 juin, salle Saint-Louis, n° 7.

Antécédents morbides. — Gourmes à la tête pendant l'enfance.

Fièvre typhoïde à 26 ans.

Deux blennorrhagies, l'une à 18, l'autre à 24 ans.

A 36 ans, chancres multiples, considérés au Midi comme chancres simples. Pas de traitement général.

2 ans et 1/2 après, angine très-rebelle et gonflement du testi-
cule gauche.

1 an plus tard, douleurs dans les membres supérieurs, exacerbation nocturne, 6 mois de durée, douleurs dans la jambe
gauche.

A 42 ans, plaque ulcéreuse au cou et à l'aine gauche. Cicatrisation au bout de 5 à 6 mois de durée.

Alimentation. Habitat. — Convenables.

Grands excès de boissons pendant 22 ans, 3 litres de vin par
jour, souvent davantage, ainsi que des liqueurs.

Pituite depuis longtemps le matin.

État à l'entrée. — Syphilide ulcéreuse de la paupière supérieure droite, cicatrices d'ulcérations au cou et à l'aine.

OBSERVATION X.

Syphilide ulcéreuse.

J. J..., 47 ans, chapelier, entré le 8 juillet, salle Saint-Louis,
n° 9.

Antécédents morbides. — Pas de signes de scrofule dans la
première enfance.

Petite vérole à 7 ou 8 ans.

Pas d'autres maladies jusqu'à 32 ans.

A cette époque, chancre infectant soigné au Midi. Le malade
boit pendant 3 mois 3 cuillerées par jour de sirop de bi-iodure,
puis, pendant 1 an environ, une solution d'iodure de potassium.

Éruption confluente sur le corps, 1 mois après l'apparition du
chancre.

La maladie reste latente pendant une période de 10 ans.

A 42 ans, apparition de plaques syphilitiques ulcéreuses sur
les jambes. Le malade entre à Saint-Louis dans le service de
M. Lailler; 2 pilules de proto-iodure et une cuillerée d'iodure de
potassium par jour. Au bout de 1 mois 1/2 il sort guéri.

Réapparition de la syphilide ulcéreuse sur les jambes après
4 mois. Le malade reutre à Saint-Louis dans le service de
M. Vidal. Iodure de potassium pendant 5 mois. Le malade sort
amélioré et non guéri.

Entré une seconde fois dans le même service, 7 ou 8 mois après, parce que les accidents ont reparu, il sort de rechef amélioré, après un traitement de 3 mois par l'iodure de potassium; 3 gr. par jour.

Il peut travailler pendant 1 an, en continuant l'iodure de potassium. Mais les ulcères ne se guérissent pas; ils subissent des alternatives d'aggravation et d'amélioration.

Le malade se décide alors à entrer dans un nouvel hôpital, à Cochin, service de M. Desprès. Pendant trois mois, il prend le sirop de fer et les bains sulfureux. Dans le cours du traitement, apparition d'une syphilide pustulo-crustacée sur le front et dans l'épaisseur du sourcil droit.

Il n'y a qu'un mois qu'il est sorti de Cochin. Il demande à entrer dans le service de M. Hillairet, parce qu'il lui est survenu une nouvelle poussée de syphilide ulcéreuse.

Etat à l'entrée. — Syphilide pustulo-crustacée sur le front et dans l'épaisseur du sourcil droit. Larges plaques ulcéreuses sur les deux jambes et le fourreau de la verge. Cicatrices multiples d'ulcères.

Alimentation, habitat. — Nourriture suffisante et habitation salubre.

Notables excès de boissons , surtout les dimanches et lundis.

Le malade a des cauchemars fréquents. Notons que, par son genre de travail, il est soumis aux émanations mercurielles.

OBSERVATION XI.

Syphilide ulcéreuse du menton.

P. H..., 40 ans, sans profession, entré le 22 juillet, salle Saint-Louis, n° 7.

Antécédents morbides. — Pas de signes de scrofule dans l'enfance.

Blennorrhagie et chancre infectant à 21 ans. 1 mois après, angine et rougeurs sur le corps. Liqueur de Van Swieten. La maladie disparaît pendant 2 ans.

Deuxième poussée d'accidents secondaires, à 23 ans. Liqueur de Van Swieten. Guérison.

La maladie reste latente jusqu'à 28 ans. A cette époque, douleurs très-vives dans les articulations, plaques rouges sur la peau, anémie profonde. Traitement par les fumigations mercurielles et disparition des accidents.

A 34 ans, céphalalgie violente, surtout la nuit; douleurs ostéocopes. Iodure de potassium.

Ces douleurs ne disparaissent qu'au bout de 2 ans, et alors survient une syphilide ulcéreuse qui, en dépit du traitement, d'abord dans le service de M. Hillairet, puis dans celui de M. Hardy, a parcouru les diverses portions de la face.

Alimentation, habitat. — Nourriture très-forte. Notables excès de boissons, d'absinthe surtout. Ce malade était voyageur de commerce. Logements toujours convenables.

Etat à l'entrée. — Syphilide ulcéreuse, recouvrant la plus grande partie du menton. Céphalée. Gomme frontale.

Nous omettons les autres observations de syphilides ulcéreuses, recueillies dans le service, parce qu'elles ne rentrent pas dans notre sujet. Ces dernières, en effet, nous ont paru engendrées par le vice scrofuleux, et surtout par la scrofule acquise, celle qui est déterminée par le défaut de nourriture, la misère, les privations. Il en résule donc que chez les syphilitiques l'alcoolisme et la scrofule aboutissent aux mêmes conséquences, c'est-à-dire à des manifestations ulcéreuses, d'où l'on pourrait conclure que ces deux agents font subir à l'organisme une détérioration aussi profonde et créent une prédisposition morbide de même nature.

CHAPITRE III

Influence de l'alcoolisme sur l'évolution
du psoriasis.

Il ne nous appartient pas de discuter ici si l'on doit admettre un psoriasis tantôt arthritique et tantôt dartreux, ou simplement un psoriasis de nature dartreuse. Les opinions des médecins de l'hôpital Saint-Louis diffèrent notablement à cet égard. Tandis que M. Bazin affirme qu'il existe une classe de maladies de peau, se développant sous l'influence du rhumatisme ou de la goutte, M. Hardy rejette absolument cette classe, et n'admet qu'une seule espèce de psoriasis constitutionnel, celui qui dérive de la dartre.

M. Bazin a assigné aux arthritides, ainsi qu'aux affections dartreuses, des caractères spéciaux, qui les différencieraient nettement les unes des autres.

Si nous nous en rapportons à notre faible expérience, souvent ces caractères semblent faire défaut et, dans un bon nombre de cas, lorsqu'on se trouve en présence d'un psoriasis, il est difficile, d'après le seul aspect de la lésion, de le rattacher à sa cause réelle. Il est vrai de dire que, d'après la doctrine de M. Bazin, cet élément seul ne suffit pas au diagnostic. Il faut encore connaître le mode de développement de l'éruption. A cet égard, les renseignements des malades sont le plus souvent incomplets. La plupart de nos clients, ayant peu souci de leur personne, ne peuvent nous faire connaître l'aspect de la maladie au début, ni la marche qu'elle a suivie.

Les renseignements qu'ils nous fournissent au sujet de leurs antécédents héréditaires ne valent guère mieux. Habituellement ils nous répondent que leurs père et mère, frères et sœurs, jouissaient d'une santé parfaite ; aussi les affections de peau dont ils sont atteints leur semblent inexplicables.

A les en croire, les maladies héréditaires seraient extrêmement rares, il n'y aurait que des maladies acquises, et cependant rien n'est plus contraire à la saine observation, à celle que fournit l'examen des malades instruits et soigneux de leurs personnes.

Nous n'aurions donc pu nous flatter d'étudier l'influence de l'alcoolisme sur le psoriasis en tant qu'il est arthritique ou dartreux, ou simplement dartreux ; nous nous sommes placé à un autre point de vue, celui de la lésion anatomo-pathologique, et nous avons cherché à expliquer ainsi les effets qui résultent de l'abus des boissons fermentées sur la marche de cette affection.

Malheureusement, les histologistes ont à peine ébauché l'étude des affections cutanées, et nous n'avons à enregistrer que quelques recherches disséminées sur la question.

D'après le docteur Gustave Simon, qui a écrit un traité de dermatologie, dans lequel la partie anatomo-pathologique a été particulièrement soignée, le psoriasis doit rentrer dans la classe des maladies inflammatoires de la peau. Les plaques rouges que l'on aperçoit au début résultent d'un processus phlegmasique. Elles sont bientôt pénétrées par un exsudat qui accroît leur volume, et qui, d'après le professeur Hébra, serait formé d'albumine et de fibrine. L'inflammation, devenant chronique, prend une large part à la formation des écailles épidermiques, qui constituent un des principaux caractères de la maladie.

Or, nous avons déjà répété à plusieurs reprises que l'alcool a la propriété de congestionner les tissus et particulièrement la partie supérieure du corps. S'il en est ainsi, le psoriasis étant une phlegmasie, doit être influencé dans son développement et ses récidives par des excès alcooliques répétés.

Loin de moi la pensée de faire rentrer l'alcoolisme au nombre des causes qui engendrent le psoriasis. A part quelques cas exceptionnels, dans lesquels on peut rattacher l'affection à une cause externe, le psoriasis est toujours héréditaire et constitutionnel, et les excès alcooliques ne peuvent agir qu'à titre de cause déterminante ou occasionnelle.

En résumé, étant posé d'une part que l'alcool congestionne la peau ; de l'autre, que le psoriasis est une phlegmasie, quel doit être l'effet de l'abus prolongé de ce liquide sur l'évolution de la maladie ?

Si l'éruption est discrète au début, si elle ne consiste qu'en quelques plaques isolées, faiblement étendues, des excès de boissons répétés doivent multiplier les récidives en les aggravant de plus en plus et en précipiter la généralisation.

Si, au contraire, l'éruption, discrète au début, s'est montrée chez un individu sobre, elle doit rester stationnaire, ou tout au moins ne se généraliser que tardivement et très-lentement.

Voyons si la clinique répond à ces données, émises par nous *à priori*.

Nous avons pu observer cette année, tant dans la salle des hommes que dans celle des femmes, vingt-six cas de psoriasis ; nous les avons divisés en quatre catégories.

Dans la première ont été rangés les malades adonnés ou non aux boissons alcooliques, qui, dès le début de la maladie, ont présenté une éruption confluente dont la généralisation a été très-rapide. Nous en comptons dix.

Chez tous nos autres malades, l'éruption s'est montrée d'abord sous forme de plaques disséminées. Sur les seize qui nous restent, cinq ont déclaré qu'ils s'adonnaient habituellement aux liqueurs alcooliques. Chez eux, le psoriasis, qui était discret au début, s'est étendu par poussées successives, rapprochées les unes des autres, et est arrivé en peu de temps à la généralisation. Ces malades font l'objet de notre seconde catégorie.

Enfin, dans les deux dernières ont été groupés ceux qui n'ont jamais commis d'excès alcooliques. Chez les uns, l'éruption est restée constamment discrète, ou elle ne s'est déclarée que tardivement sous forme de plaques disséminées et rares. Nous en comptons huit. Il n'en reste que trois, chez lesquels l'éruption est demeurée pendant longtemps stationnaire et discrète et ne s'est étendue qu'au bout d'un grand nombre d'années.

En résumé :

1re *catégorie.* — Malades adonnés ou non aux boissons alcooliques.—Psoriasis très-abondant dès le début, ne s'est pas amélioré. — 10.

2e *catégorie.* — Malades alcooliques. — Psoriasis discret au début ; s'est généralisé rapidement. — 5.

3ᵉ *catégorie*. — Malades non alcooliques. — Psoriasis discret au début. — Etat stationnaire ou première apparition, tardive et discrète. — 8.

4ᵉ *catégorie*. — Malades non alcooliques. — Psoriasis discret au début ; ne s'est étendu qu'au bout d'un grand nombre d'années. — 3.

Voici maintenant, à titre de preuves, les observations résumées des trois derniers groupes.

DEUXIÈME CATÉGORIE

OBSERVATION I.

Psoriasis généralisé.

D. F..., 28 ans, colporteur, entré le 25 février, salle Saint-Louis, n° 72.

Antécédents héréditaires. — Mère morte à 67 ans, avait souvent des migraines. Père vit encore, a 78 ans, est sujet aux étourdissements et aux douleurs dans les membres.

Antécédents morbides. — Aucune maladie jusqu'à l'âge de 16 ans.

A cette époque, deux plaques de psoriasis sur les jambes, une sur chaque, et quelques plaques autour des coudes.

État stationnaire jusqu'à 20 ans. Le malade entre alors à Saint-Louis dans le service de M. Bazin et sort guéri au bout de quinze jours.

La guérison se maintient pendant 2 ans.

Depuis lors, le psoriasis s'est généralisé par poussées successives, et le malade est venu dix où douze fois à l'hôpital Saint-Louis.

Nourriture. Habitat. — Convenables.

Excès de boissons énormes depuis l'âge de 20 ans ; 2 litres en moyenne par jour, souvent 3 ; café, eau-de-vie, vermouth, absinthe. Ce malade n'est un peu plus sobre que depuis 4 ou 5 mois. Le psoriasis était resté discret jusqu'au moment où il s'est mis à boire.

OBSERVATION II.

Psoriasis généralisé.

L. L..., 51 ans, tailleur de pierres, entré le 1er avril, salle Saint-Louis, n° 12.

Antécédents héréditaires. — Le père avait une maladie de peau ; la mère, des douleurs rhumatismales.

Antécédents morbides. — Impétigo du cuir chevelu et maux d'yeux vers l'âge de 7 ou 8 ans. Les yeux restent tendres jusqu'à 14 ans.

Blennorrhagie à 20 ans.

Début du psoriasis par le cuir chevelu à 49 ans. Depuis, et malgré le traitement, qui a cependant amené une amélioration momentanée, l'éruption a rapidement marché vers la généralisation. Coïncidence de douleurs rhumatismales dans les membres.

Alimentation. Habitat. — Nourriture toujours suffisante. Logement salubre.

Depuis 20 ans au moins, ce malade boit considérablement ; 2 et souvent 3 litres de vin par jour ; l'eau-de-vie le matin à jeun, des liqueurs dans la journée.

Acné rosée du visage, datant de plusieurs années.

OBSERVATION III.

Psoriasis généralisé.

H. A..., 39 ans, brocanteur, entré le 29 avril, salle Saint-Louis, n° 9.

Antécédents héréditaires. — Père vit encore, n'a jamais été sujet à aucune maladie. Mère était également bien portante, est morte de suite de couches. Dans la famille, il n'y a qu'un oncle âgé qui, depuis 8 ans, ait des douleurs.

Antécédents morbides. — Pas de signes de scrofule dans l'enfance.

Plusieurs blennorrhagies de 17 à 22 ans.

Petite vérole à 28 ans. Pas d'autres maladies.

Début du psoriasis à 22 ans. Le nombre des plaques a diminué considérablement vers l'âge de 25 ans. L'amélioration s'est maintenue jusqu'à 28 ans, mais la guérison n'a jamais été complète.

Nouvelle poussée à 28 ans. Plusieurs fois depuis, le mal s'est atténué, sans jamais disparaître. Depuis 6 mois même, la confluence est plus marquée. L'éruption couvre tout le corps.

Alimentation. Habitat. — Convenables. Le malade a cependant habité un rez-de-chaussée humide pendant 6 mois.

Grands excès de boissons depuis 20 ans ; 3 litres de vin par jour et souvent des liqueurs. Le malade a remarqué plusieurs fois de nouvelles poussées ou des démangeaisons très-vives à la suite d'excès de boissons.

OBSERVATION IV.

Psoriasis généralisé.

D. C..., 39 ans, fondeur, entré le 1er juillet, salle Saint-Louis, n° 67.

Antécédents héréditaires. — Parents très-bien portants.

Antécédents morbides. — Pas de signe de scrofule.

Chorée à l'âge de 5 ans, a duré 3 ans, est survenue à la suite d'une frayeur.

Fièvre typhoïde à 21 ans. Pas d'autres maladies.

Alimentation. Habitat. — Nourriture suffisante et habitation salubre.

Notables excès de boissons ; souvent 3 ou 4 litres ; vin pur le matin à jeun.

Le malade a remarqué une augmentation notable des démangeaisons après chaque excès de boissons.

Marche de l'éruption. — Début il y a 6 ans.

Depuis, généralisation très-rapide.

Aujourd'hui, le corps est recouvert de plaques circulaires, confluentes, principalement sur la poitrine et le dos.

OBSERVATION V.

Psoriasis généralisé.

M. P..., 65 ans, marchand des quatre-saisons, entré le 8 juillet, salle Saint-Louis, n° 71.

Antécédents héréditaires. — Famille très-bien portante.

Antécédents morbides. — Pas de signes de scrofule dans l'enfance. Pas d'affections vénériennes.

En dehors de son psoriasis, notre malade n'a jamais été tourmenté que par quelques douleurs rhumatismales, qui reviennent par intervalles depuis une dizaine d'années.

Début du psoriasis à l'âge de 16 ans. Soigné d'abord par Biett à l'hôpital Saint-Louis, la guérison a été complète et s'est maintenue jusqu'à l'âge de 32 ans.

Depuis, l'éruption a reparu par plaques disséminées, qui ne se sont jamais effacées complétement. La généralisation s'est faite par poussées successives. Elle est complète depuis 10 ans au moins.

Nourriture. Habitation. — Convenables.

Notables excès de boissons, surtout depuis que le malade exerce la profession de marchand.

TROISIÈME CATÉGORIE

OBSERVATION I.

Psoriasis disséminé.

S. T..., 38 ans, ébéniste, entré le 11 février, salle Saint-Louis, n° 59.

Antécédents héréditaires. — Parents très-bien portants, n'ont jamais été sujets à aucune maladie.

Antécédents morbides. — Aucun signe de scrofule dans l'enfance. Quelques légères indispositions, mais jamais de maladies véritables.

Le psoriasis a débuté à 36 ans 1/2 par quelques plaques disséminées sur le corps.

Le malade a suivi divers traitements, qui ont amélioré son état, mais ne l'ont point guéri.

Alimentation. Habitat. — Nourriture modeste, mais cependant suffisante. Pas de logements insalubres.

Jamais d'excès de boissons.

Etat à l'entrée. — Il existe quelques plaques disséminées sur les jambes et sur le tronc. Confluence un peu plus marquée sur les jambes, plaques légèrement étendues, circulaires.

OBSERVATION II.

Psoriasis disséminé.

T. G..., 23 ans, chaudronnier, entré le 25 mars, salle Saint-Louis, n° 2.

Antécédents héréditaires. — Le père, ainsi que les frères et sœurs du malade, se portent bien. La mère avait, avant de se marier, un psoriasis qui depuis a disparu.

Antécédents morbides. — Maux d'yeux vers l'âge de 7 ou 8 ans.

Variole à 20 ans.

Pas d'affection vénérienne.

Début du psoriasis à l'âge de 12 ans. Quelques plaques autour des coudes et des genoux.

La maladie est restée stationnaire jusqu'à 22 ans 1/2.

A cette époque, le malade est entré à Saint-Louis, dans le service de M. Vidal. Auparavant, il n'avait subi aucun traitement.

Il sort très-amélioré, mais non guéri.

Alimentation. Habitat. — Toujours convenables.

Jamais d'excès-de boissons.

État à l'entrée. — Quelques plaques circulaires, disséminées sur les jambes et autour des coudes. On en rencontre également quelques-unes au niveau des poignets.

OBSERVATION III.

Psoriasis disséminé.

T. O..., 54 ans, typographe, entré le 6 mai, salle Saint-Louis, n° 11.

Antécédents héréditaires. — Père mort à 69 ans, mère à 56 ans, de la poitrine.

Antécédents morbides. — Pas de signes de scrofule dans le premier âge.

Fièvre intermittente en Afrique, à 23 ans.

Rhumatisme articulaire aigu pendant 5 mois, à 32 ans.

Pas d'affections vénériennes.

Le psoriasis a débuté, il y a 5 mois seulement, par une petite plaque sur la portion gauche du front.

Alimentation. Habitat. — Nourriture toujours suffisante. Logement habituellement salubre. Le malade a cependant habité une pièce humide pendant 2 ans, il y a de cela 14 ans.

Peu d'excès de boissons. Le malade n'a à se faire de reproches à cet égard, que pendant le court espace de temps qu'il a passé en Afrique; il était alors au service.

Etat à l'entrée. — Le cuir chevelu, surtout à la partie antérieure, est recouvert de plaques psoriasiques. Éruption très-discrète sur le corps.

OBSERVATION IV.

Psoriasis disséminé.

B. B..., 24 ans, garçon boucher, entré le 13 mai, salle Saint-Louis, n° 16.

Antécédents héréditaires. — Le père a gardé un eczéma pendant 10 ans au moins, il a disparu récemment. Les autres membres de la famille sont bien portants.

Antécédents morbides. — Impétigo du cuir chevelu vers l'âge de 7 ans. Ni maux d'yeux, ni écoulement d'oreilles, ni glandes au cou.

Rougeole à l'âge de 6 ans.

Pas de maladie vénérienne.

Début du psoriasis à 19 ans. La première plaque se montre à la cheville du pied droit, de là l'éruption gagne le lobule du nez, le front, la tête, les coudes, le haut des cuisses, les mollets.

Le malade est soigné d'abord par M. Bazin en 1867.

La guérison se maintient pendant 2 ans 1/2. Puis, nouvelle poussée très-faible, qui disparaît rapidement en 15 jours.

Réapparition de quelques plaques, il y a cinq mois.

Alimentation. Habitat. — Convenables.

Notables excès de boissons de l'âge de 15 à 20 ans. Depuis la première atteinte, le malade boit beaucoup moins, et il a remarqué que les poussées allaient en diminuant.

Etat à l'entrée. — Rares plaques, disséminées à peu près sur toute la surface du corps.

OBSERVATION V.

Psoriasis disséminé.

P.-J. B..., 53 ans, mécanicien, entré le 20 mai, salle Saint-Louis, n° 8.

Antécédents héréditaires. — Père mort à 58 ans, de la pierre. Mère morte au même âge, d'une angine.

Antécédents morbides. — Ecoulement par les oreilles dans l'enfance.

Variole et fièvre typhoïde à 20 ans.

Chancres multiples et angine à 38 ans.

A 50 ans, début du psoriasis. Quelques plaques isolées, qui disparaissent au bout de 1 mois.

La guérison se maintient pendant 2 ans 1/2 au moins.

La poussée actuelle, qui est la seconde, ne remonte pas à plus de 2 mois.

Alimentation. Habitat. — Convenables. Jamais d'excès de boissons.

Etat à l'entrée. — Les plaques de psoriasis n'existent que sur les bras et les cuisses. L'éruption est cependant moins discrète que la première fois.

OBSERVATION VI.

Psoriasis disséminé.

M. C..., 46 ans, tapissier, entré le 17 juin, salle Saint-Louis, n° 74.

Antécédents héréditaires. — Famille très-bien portante.

Antécédents morbides. — Pas de signes de scrofule dans le premier âge.

Pas de maladie vénérienne à proprement parler, uréthrite légère à 20 ans.

Le début du psoriasis ne remonte pas au delà de 1 mois. Le malade n'a jamais éprouvé de douleurs rhumatismales.

Alimentation. Habitat. — Nourriture toujours suffisante et habitation salubre.

Peu d'excès de boissons, et encore ces excès n'ont-ils été que temporaires. Ce malade a travaillé pendant 2 mois récemment à Charleville; là il ne buvait que de la bière, environ 10 choppes par jour. C'est pendant son séjour dans cette ville que le psoriasis a éclaté.

Ce malade est très-impressionnable de caractère.

Etat à l'entrée. — Quelques plaques disséminées sur le bras gauche et sur les jambes.

OBSERVATION VII.
Psoriasis disséminé.

D. D..., 43 ans, blanchisseuse, entrée le 18 mars, salle Henri IV, n° 19.

Antécédents héréditaires. — Père mort d'accident. Il avait ressenti une fois des douleurs rhumatismales. La mère vit encore, elle s'est toujours bien portée.

Antécédents morbides. — Pas de signes de scrofule dans l'enfance. La malade a conservé une santé parfaite jusqu'à l'âge de 36 ans.

Début du psoriasis à cette époque par quelques plaques, occupant le pourtour de l'orbite. De là, l'éruption s'étend derrière les oreilles.

Alimentation. Habitat. — Nourriture saine et suffisante. Habitation salubre.

Quoique blanchisseuse, cette malade ne boit que rarement le café et jamais de liqueurs.

Etat à l'entrée. — Quelques plaques disséminées à la tête. Quelques-unes, très-rares, à la surface du corps.

OBSERVATION VIII.
Psoriasis disséminé.

F. A., 37 ans, lingère, entrée le 3 juin, salle Henri IV, n° 22.

Antécédents héréditaires. — Famille du père bien portante; du côté de la mère, il y a des rhumatisants.

Antécédents morbides. — Pas de signes de scrofule dans l'enfance. Cette malade est sujette aux douleurs rhumatismales.

Depuis 4 ou 5 semaines surtout, elle éprouve dans diverses articulations des douleurs vagues qui la gênent considérablement dans ses mouvements. Le psoriasis remonte à 4 ou 5 ans.

Nourriture, habitat. — Nourriture toujours suffisante et habitation salubre.

Grande sobriété, ce qui n'empêche pas cette malade d'être très-obèse.

Etat à l'entrée. — Le psoriasis est tel qu'il était au début. Il consiste en quelques plaques disséminées sur le corps, et particulièrement sur les jambes et les bras.

QUATRIÈME CATÉGORIE

OBSERVATION I.

Psoriasis à généralisation lente.

D. F.., 48 ans, menuisier, entré le 8 avril, salle Saint-Louis, n° 13.

Antécédents héréditaires. — Père et mère morts à 80 ans. Ils n'ont jamais eu ni douleurs de rhumatisme, ni affection de peau.

Antécédents morbides. — Quelques maux d'yeux dans l'enfance. Depuis, santé parfaite.

Début du psoriasis à l'âge de 30 ans, par quelques plaques sur les mains.

Guérison au bout de 10 ou 11 mois de traitement, et arrêt de la maladie pendant 8 ans.

Elle a reparu à 38 ans. Depuis, il y a eu plusieurs fois une amélioration sensible, mais jamais de guérison complète. Au contraire, la maladie s'est peu à peu généralisée.

Alimentation, habitat. — Nourriture toujours saine et suffisante. Le malade a quelquefois habité des logements humides.

Jamais d'excès de boissons.

Etat à l'entrée. — Confluence peu marquée, mais généralisation des plaques sur toute la surface du corps.

OBSERVATION II.

Psoriasis à généralisation lente.

M. J..., 49 ans, journalière, entrée le 8 avril, salle Henri IV, n° 33.

Antécédents héréditaires. — Père mort à 70 ans, d'accident; mère, à 46 ans, d'une fluxion de poitrine. La malade a encore deux frères qui se portent bien. Elle n'a jamais connu personne dans sa famille qui fût sujet aux douleurs rhumatismales ou aux maladies de peau.

Antécédents morbides. — Impétigo du cuir chevelu dans l'enfance. Guéri à 8 ans.

Petite vérole et rougeole, dans le même temps.

Réglée à 17 ans, la malade se marie à 19 ans, et a 4 enfants.

Début du psoriasis à 31 ans, par une plaque sur la nuque; de là l'éruption a gagné la tête.

Alimentation, habitat. — Nourriture et logement convenables. Jamais le moindre excès de boissons.

Etat à l'entrée. — Plaques abondantes, disséminées sur toute la surface du corps. La maladie s'est généralisée progressivement.

OBSERVATION III.

Psoriasis à généralisation lente.

B. J..., 60 ans, cordonnier, entré le 29 juillet, salle Saint-Louis, n° 14.

Antécédents héréditaires. — Pas de renseignements précis; le père était un viveur. Les frères du malade étaient sujets à de fortes démangeaisons et à des éruptions passagères.

Antécédents morbides. — Quelques signes de scrofule dans l'enfance.

Impétigo du cuir chevelu et écoulement d'oreilles.

Fièvre typhoïde à 12 ans. Pas d'affection vénérienne.

Quelques douleurs rhumatismales, surtout depuis 3 ou 4 ans. Le malade les attribue au séjour dans des logements humides.

Alimentation. — Nourriture suffisante, mais peu variée.

Peu d'excès de boissons, jusqu'à 46 ans. Mais, à cette date, le malade est arrivé à Paris, et il a bu beaucoup, jusqu'à ces deux dernières années. Eau-de-vie le matin, et 2 à 3 litres dans la journée. Libations très-copieuses, surtout pendant la Commune.

Marche de la maladie. — A l'âge de 13 ans, début du psoriasis par les coudes et les genoux. Extension très-faible jusqu'à l'arrivée du malade à Paris, à 45 ans. Depuis lors, le malade s'est mis à boire, et la généralisation s'est opérée peu à peu.

Etat à l'entrée. — Les plaques abondent surtout sur les mains, les avant-bras, les fesses, les membres inférieurs.

On en trouve quelques-unes sur le devant de la poitrine et dans le dos. Forme irrégulièrement circulaire.

APPENDICE

Nous avons aussi fait quelques recherches, dans le but d'établir les relations qui peuvent exister entre l'abus des spiritueux et l'évolution de l'eczéma. Mais elles sont insuffisantes pour nous permettre de donner un résultat précis.

Voici cependant deux remarques que nous ont suggérées l'examen et l'étude de nos malades. Il est nécessaire qu'une observation plus étendue vienne leur donner confirmation :

1° Les eczémas variqueux se rencontrent surtout chez les individus adonnés aux liqueurs fortes.

2° Les excès alcooliques prédisposent aux poussées eczémateuses. Un grand nombre de nos malades nous ont accusé des démangeaisons très-vives à la suite d'un excès de boissons.

CONCLUSION GÉNÉRALE

De l'étude que nous venons de faire, il résulte que l'alcool a une influence fâcheuse sur les affections de peau, qui appartiennent au groupe des phlegmasies. On ne doit donc pas être surpris d'en constater les effets dans les affections printanières, le psoriasis et même probablement l'eczéma.

Pourrait-on expliquer par un mécanisme analogue la préférence que semblent avoir, pour les alcooliques, les syphilides ulcéreuses. La chose est possible, si l'on considère, avec le docteur Simon, la bulle et la pustule comme le résultat d'une poussée inflammatoire. On sait, en effet, que la plupart des syphilides ulcéreuses commencent par une affection bulleuse ou pustuleuse : ecthyma syphilitique, rupia syphilitique. Mais ce sujet exige de nouvelles recherches, qu'il appartient aux histologistes de mener à bonne fin.

Quant à nous, nous nous estimerons heureux si nous avons pu signaler ou même préciser, dans certains cas, le danger des excès alcooliques, chez les malades qui se trouvent en puissance de maladies constitutionnelles, telles que la syphilis ou la dartre. Le médecin pourra, en effet, leur être d'une grande utilité, en leur rappelant avec insistance la nécessité d'une sobriété à laquelle ils devront de prévenir ou tout au moins d'atténuer singulièrement la gravité des lésions cutanées, qui constituent une des manifestations les plus importantes de ces maladies.

TABLE DES MATIÈRES

Paris. — Typographie Félix Malteste et Cie, 22, rue des Deux-Portes-St-Sauveur.

www.ingramcontent.com/pod-product-compliance
Ingram Content Group UK Ltd.
Pitfield, Milton Keynes, MK11 3LW, UK
UKHW020951140726
13695UKWH00003B/1342